常见病奇效秘验方系列

神经痛
奇效秘验方

总　主　编◎吴少祯

执行总主编◎王馥恩　贾清华　蒲瑞生

主　　　编◎蒲瑞生

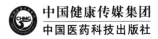

中国健康传媒集团
中国医药科技出版社

内 容 提 要

　　本书介绍了三叉神经痛、带状疱疹后遗神经痛、眶上神经痛、枕大神经痛、肋间神经痛及坐骨神经痛等6种临床常见神经痛，收载疗效肯定的中药验方600余首，参考性、实用性强，可供临床医生、医学院校师生、中医爱好者及神经痛患者参阅。

图书在版编目（CIP）数据

　　神经痛奇效秘验方 / 蒲瑞生主编 . —北京：中国医药科技出版社，2023.3

　　（常见病奇效秘验方系列）

　　ISBN 978-7-5214-2316-7

　　Ⅰ.①神…　Ⅱ.①蒲…　Ⅲ.①神经痛－秘方－汇编②神经痛－验方－汇编　Ⅳ.① R289.5

　　中国版本图书馆 CIP 数据核字（2021）第 118917 号

美术编辑　陈君杞
版式设计　南博文化

出版	**中国健康传媒集团** | 中国医药科技出版社
地址	北京市海淀区文慧园北路甲 22 号
邮编	100082
电话	发行：010-62227427　邮购：010-62236938
网址	www.cmstp.com
规格	880 × 1230mm $\frac{1}{32}$
印张	9 $\frac{3}{4}$
字数	241 千字
版次	2023 年 3 月第 1 版
印次	2024 年 2 月第 2 次印刷
印刷	大厂回族自治县彩虹印刷有限公司
经销	全国各地新华书店
书号	ISBN 978-7-5214-2316-7
定价	**35.00 元**

获取新书信息、投稿、为图书纠错，请扫码联系我们。

《常见病奇效秘验方系列》

编委会

编委会

出版说明

中医方剂，肇自汤液，广于伤寒。在中医的历史长河中，历代医家留下了数以万计的验方、效方。从西汉的《五十二病方》，到明代的《普济方》，再到今天的《中医方剂大辞典》，本质上都是众多医家效验方的集录。这些优秀的效方、验方凝聚了古今医家的智慧和心血，为我们提供了宝贵的经验。

为此，我们组织专家编写了《常见病奇效秘验方系列》丛书，本套丛书包括儿科疾病奇效秘验方、颈肩腰腿痛奇效秘验方、消化系统疾病奇效秘验方、肝胆病奇效秘验方、痛风奇效秘验方、皮肤病奇效秘验方、关节炎奇效秘验方、失眠抑郁奇效秘验方、妇科疾病奇效秘验方、糖尿病奇效秘验方、神经痛奇效秘验方、高血压奇效秘验方、肺病奇效秘验方、中医美容奇效秘验方、便秘奇效秘验方，共计15个分册。每首验方适应证明确，针对性强，疗效确切，是临床医师、中医药学子和广大中医爱好者的必备参考书；同时，患者可对症找到适合自己的效验方，是患者家庭用药的便捷指导手册。

需要说明的是，原方中有些药物，按现代药理研究是有毒性或不良反应的，如附子、川乌、草乌、马钱子、木通、山慈菇、细辛等，这些药物大剂量、长期使用易发生中毒反应，故在使用之前，务必请教一下专业人士。

　　本套丛书在编写过程中，参阅了诸多文献资料，谨此对原作者表示衷心感谢！另外，书中难免会有疏漏之处，敬请广大读者提出宝贵意见。

中国医药科技出版社

2023 年 2 月

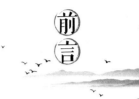

前言

　　神经痛可出现在多种疾病的过程中，此类疾病发病率高，往往反复发作，病程长，病因及发病机制比较复杂，治疗较为棘手，给患者带来极大的痛苦。

　　中医药治疗神经痛有悠久的历史，积累了丰富的临床经验，总结出了许多简、便、验、廉的方剂，这些治法和经验经过千百年的实践检验，疗效可靠。因此，我们在广泛查阅中医古籍和现代医学文献的基础上，精选了中医药治疗常见神经痛的验方600余首，编辑成书。

　　在编写体例上，本书对每种疾病采用西医病名，对各种神经痛的临床表现，西医病因病理及治疗，中医病因病机及辨证论治等进行了简明扼要的介绍；每病之下，将验方分为内服与外用两大类，每首验方下设组成、用法、功效、主治、来源等项目。

　　本书内容条理清晰，查阅方便，收载的验方皆来自中医古籍、正规出版的医学书籍和医学刊物，疗效可靠，操作简便，切合实用，不仅可供临床医务工作者和医学院校师生参考，也可供神经痛患者寻医问药、进行自我保健时参阅。愿本书的出版能为广大读者提供帮助。

　　由于编者水平有限，书中不足和遗漏之处在所难免，敬请读者批评指正。

编者

2022年10月

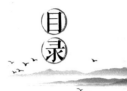

目录

第一章　三叉神经痛

　　三叉神经痛是指一侧面部三叉神经支配区域反复发作的剧烈疼痛，多为刀割样、电击样、针刺样、灼烧样疼痛，持续数秒或1~2分钟，突发突止，间歇期完全正常，可呈周期性发作，是常见的脑神经疾病之一。三叉神经痛发作常无征兆，疼痛发作有一定的规律。三叉神经痛有扳机点，也称触发点，常位于上唇、唇翼、齿龈、口角、舌、眉等处，常因说话、吃饭、洗脸、刷牙及吹风等诱发疼痛。病程呈周期性，发作可为数日、数周或数月不等，缓解期如常人。随着病程迁延，发作次数逐渐增多，发作时间延长，间歇期缩短，甚至为持续性发作，很少自愈。中老年人多见，40岁以上患者占70%~80%，女性多于男性。患者因恐惧疼痛而不敢洗脸、刷牙、进食，面部、口腔卫生差，面色憔悴，情绪低落。严重病例可因疼痛出现面肌反射性抽搐，口角牵向患侧，即痛性抽搐。三叉神经痛分为原发性三叉神经痛和继发性三叉神经痛，我们常说的三叉神经痛一般指的是原发性三叉神经痛。

一、中医学对三叉神经痛的认识

　　三叉神经痛归属中医学"面痛""面颊痛""面风痛""目外眦痛"等范畴。对此病的认识可追溯到《黄帝内经》时期。《灵枢·经脉》有"是主气所生病者，汗出，目锐眦痛，颊痛"等记载。《素问·刺热》有"两颊痛""颊痛"等症状描写。《证治准绳》云："发之剧则上连头，下至喉内及牙根，皆如针刺火灼，不可手触，乃至口不得开，言语饮食并废，自觉火光如闪电，寻常

1

涎唾稠黏，如丝不断。"《张氏医通》也记有"面痛……不及启齿，手触之极痛"。与现代原发性三叉神经痛的临床表现一致。

【病因病机】

1.**风邪侵袭** 本病病位在头面部，风为阳邪，轻扬开泄，易袭阳位。故头面部易受风邪侵袭。若风邪侵袭阳位，易与寒、热、痰相结，闭阻经络，气血阻滞，不通则痛，受风邪影响，疼痛骤发骤停，突发突止。

2.**火邪侵袭** 《证治准绳·杂病》曰："面痛皆属火。盖诸阳之会，皆在于面，而火阳类也。"火邪炎上，易伤津耗气，生风动血，风火相交，上扰清空，疼痛乃发。

3.**痰饮阻络** 《医林绳墨》云："痰者，人身之痰饮也……或因风、寒、暑、湿、热之外感，或因七情、饮食之内伤，以致气逆液浊，而变为诸证之所生焉。"痰饮为有形阴邪，湿性黏腻，阻滞气机，影响经脉气血运行；或气火炼液成痰，阻滞面部气血经脉，不通则痛。

4.**肝阴亏虚** 肝肾阴虚损，致使筋脉失于濡养，阴虚阳亢，虚火上扰三阳之络，引发头面疼痛。

5.**情志郁结** 七情过极，忧郁恼怒，郁而化火，肝火上犯，扰乱清窍，发为面痛。

6.**饮食不节** 《证治汇补·面病》云："面痛……皆因膏粱风毒，食卧少安，无非胃虚有火。"过食肥膏厚味，损伤脾胃，脾失健运，积而化火，上扰清窍，引发疼痛。

【辨证分型】

1.**风寒外侵** 病发较急，头面部疼痛严重，多如刀割样痛，伴有拘紧感，得风寒加重，得温愈减，舌淡苔白，脉浮紧或弦紧。

2.**风热上袭** 病发较急，头面部热痛，多如电灼，遇温痛剧，得凉则减，舌红，苔黄，脉浮数。

3. **气血瘀滞** 面痛长久不愈，经常复发，多呈针刺样痛，痛区多牢固不变，朝轻暮重，或有创伤史，舌暗有瘀斑，脉细涩或弦涩。

4. **肝胃郁热** 面部炽热剧痛，或呈电击样疼痛，甚至牵连鬓角，遇热痛剧，往往因情志失调激发，焦躁易怒，面红目赤，口渴便秘，喜冷饮，口苦，舌红，苔黄，脉洪数或滑数或弦数。

5. **阴虚阳亢** 面痛，面颧部潮红，时有抽搐，伴眩晕，眼花，咽干目赤，耳鸣腰酸，舌红苔少，脉细数。

6. **气血虚弱** 面痛隐约频发，得劳更重，脸色㿠白，神乏体倦，气短纳呆，舌淡嫩，苔白，脉细。

7. **风痰阻络** 面部不仁、胀闷痛，胸脘满闷，时吐痰涎，或伴眩晕呕恶，舌红苔腻，脉浮滑或弦滑。

二、西医学对三叉神经痛的认识

【病因及发病机制】

原发性三叉神经痛的病因及发病机制尚不清楚，目前有两种学说，分别是周围学说和中枢学说。周围学说认为病变位于半月神经节到脑桥间的部分，是由于多种原因引起的压迫所致。中枢学说认为三叉神经痛为一种感觉性癫痫样发作，异常放电部位可能在三叉神经脊束核或脑干。但多数认为其病变在三叉神经的周围部分，即在三叉神经半月节感觉根内。根据显微外科和电镜观察，可能与小血管畸形、岩骨部位的骨质畸形等因素有关。三叉神经根或半月神经节受到机械性压迫和牵拉，再在供养三叉神经的滋养动脉硬化所致的缺血、髓鞘营养代谢紊乱等诱因作用下，三叉神经半月节及感觉根发生脱髓鞘性变，导致脱髓鞘的轴突与邻近无髓鞘纤维之间发生"短路"又转成传入冲动，再次传到中枢，使冲动迅速"总和"起来而引起疼痛发作。

继发性三叉神经痛由大脑内外的器质性病变侵及三叉神经根、半月神经节及神经干引起，疼痛发作时间持续较长，可达数分钟至数十分钟，或呈持续性疼痛伴阵发性加重，伴患侧面部感觉减退、角膜反射迟钝、咀嚼肌无力和萎缩等，多合并其他脑神经损害症状，常见于邻近部位桥小脑角的肿瘤、炎症、外伤、血管畸形压迫、多发性硬化、延髓空洞症、原发性或转移性颅底肿瘤等。需做颅底摄片、脑脊液检查、颅脑CT、鼻咽部软组织活检等，以明确病因。

【临床表现】

多见于中、老年人，40岁以上者占70%~80%，女性居多。

主要特点如下：

1.**疼痛部位** 不超出三叉神经分布范围，常局限于一侧，以第二、三支受累最常见，约占95%。

2.**疼痛性质** 疼痛呈发作性电击样、刀割样、撕裂样剧痛，突发突止。每次疼痛持续数秒至数十秒，继发性三叉神经痛可达数分钟至数十分钟。发作间歇期逐渐缩短、疼痛逐渐加重。发作频繁者可影响进食和休息。

3.**诱发因素及"扳机点"** 疼痛发作常由说话、咀嚼、刷牙、洗脸等动作诱发，甚至风吹或响声也能引起发作。有些患者触摸鼻旁、口周、牙龈、眉弓内端等区域即可引起疼痛发作，这些敏感区域称为"扳机点"或"触发点"。麻醉"扳机点"常可使疼痛发作暂时缓解。因此患者为了减免发作常常不敢洗脸、大声说话，甚至不敢进食。

4.**体征** 发作时可伴有同侧面肌抽搐、面部潮红、流泪和流涎，故又称痛性抽搐（tic douloureux）。疼痛发作时患者常用手揉搓同侧面部，久而久之面部皮肤变得粗糙、增厚，眉毛脱落，再因不敢吃饭、洗脸，不修边幅，患者往往显得消瘦、面容憔悴、蓬头垢面、情绪抑郁。客观检查多无三叉神经功能缺损表现及其他局限性神经体征，但有时由于面部皮肤粗糙、增厚或已做过封闭治疗，面部痛觉、触觉可有减退。

【诊断】

根据三叉神经分布区域内的典型发作性疼痛，"扳机点"的存在，神经系统无局限体征等特点诊断原发性三叉神经痛并不困难，但是要与继发性三叉神经痛相鉴别。建议参考以下几点：①三叉神经反射电生理学检测可能有助于诊断原发性三叉神经痛。②存在三叉神经感觉减退或双侧同时起病可能为继发性三叉神经痛，但是由于特异性较差，不存在上述特征的患者也不能排除继发性三叉神经痛。③术前影像学检查（MRI、CT等）有助于确诊继发性三叉神经痛，但对于原发性三叉神经痛，术前影像学检查并不能确诊或者排除是否存在责任血管对三叉神经的压迫，但是仍然推荐三叉神经痛患者术前行影像学检查。常见的继发性三叉神经痛的病因有鼻咽癌颅内转移、听神经瘤、胆脂瘤及多发性硬化等。颅脑MRI、颅脑MRA、颅脑CT、神经电生理检查，有助于判断三叉神经痛的病因和病变部位。

【治疗】

（一）西医治疗

1.药物治疗　药物治疗对原发性三叉神经痛的疗效确切，尤其适合于治疗初发生原发性三叉神经痛的患者。但药物治疗对继发性三叉神经痛的疗效不确切。原发性三叉神经痛的一线治疗药物包括卡马西平（200~1200mg/d）和奥卡西平（600~1800mg/d）。加巴喷丁、拉莫三嗪、匹莫齐特可以考虑用于辅助治疗。

（1）卡马西平：首选治疗药物，有效率可达70%~80%。一般自小剂量开始，初服每次100mg，每日2次，以后每日增加100mg，直至疼痛控制或不能耐受时为止。通常有效剂量为每次200mg，每日3~4次。不良反应可见头晕、嗜睡、口干、恶心、消化不良等，停药后多可消失。出现皮疹、共济失调、再生障碍性贫血、昏迷、肝功能受损、心绞痛、精神症状时需立即停药。孕妇忌用。

（2）苯妥英钠：苯妥英钠也可以作为治疗三叉神经痛的药物，但是有效率远较卡马西平低。通常剂量为每次0.1~0.2g，每日2~3次。效果不佳时可增加剂量，通常每日增加0.05g。最大剂量不超过0.6g。副作用有齿龈增生、共济失调、白细胞减少等。

（3）加巴喷丁：口服，酌情逐渐加量。常见副作用有嗜睡、眩晕、步态不稳，随着药物的继续使用，症状可减轻或消失。孕妇忌用。

（4）普瑞巴林：起始剂量可为每次75mg，每日2次，或者每次50mg，每日3次。可在1周内根据疗效及耐受性增加至每次150mg，每日2次。由于本品主要经肾脏排泄，肾功能减退的患者应调整剂量。最常见的不良反应有头晕、嗜睡、共济失调，且呈剂量依赖性。如需停用，建议至少用1周时间逐渐减停。

2.神经阻滞疗法　服药无效或有明显副作用、疼痛严重、拒绝手术治疗或不适于手术治疗者，可用无水乙醇或甘油封闭三叉神经分支或半月神经节，破坏感觉神经细胞，可达止痛效果。疗效可持续数月至数年，但易复发，不良反应为注射区面部感觉缺失。

3.手术治疗　外科治疗方法主要包括经皮三叉神经半月节射频热凝术、Meckel囊球囊压迫术、立体定向伽马刀放射治疗和微血管减压术。

（1）经皮三叉神经半月节射频热凝术和Meckel囊球囊压迫术：优点为可选择性破坏三叉神经的痛觉纤维，而基本上不损害触觉纤维，近期报道显示疗效尚可。适用于年老体衰有系统疾病、不能耐受手术者。并发症包括感觉缺失、感觉迟钝、痛性麻木、各种不适感、角膜炎，约50%的Meckel囊球囊压迫术患者出现短暂性咀嚼困难。

（2）立体定向伽马刀放射治疗：伽马刀放射治疗三叉神经痛相较其他外科治疗是微创的，在临床中应用较多，主要适应于年龄较大、全身状况较差而无法耐受手术，以及害怕或拒绝开颅手术，担心出现手术并发症的患者。其并发症包括面部麻木、感觉缺失。

（3）微血管减压术：微血管减压术是目前手术治疗三叉神经痛中疗效最好和缓解持续时间最长的治疗方法。适应证包括：①诊断明确的原发性三叉神经痛；②药物治疗无效的原发性三叉神经痛；③射频热凝、球囊压迫、伽马刀治疗无效的原发性三叉神经痛；④微血管减压术后复发的典型原发性三叉神经痛；⑤青少年起病的典型原发性三叉神经痛。并发症包括颅神经损伤、小脑及脑干损伤、脑脊液漏、低颅压综合征、无菌性脑膜炎等。

从适应证方面看，经皮三叉神经半月节射频热凝术、Meckel囊球囊压迫术和立体定向伽马刀放射治疗更适用于高龄和全身状况较差的患者，而微血管减压术无明确的年龄限制，是目前治疗三叉神经痛疗效最佳、缓解持续时间最长的方法，但患者可能承担更严重的手术风险。

【日常护理】

1.饮食调理　三叉神经痛的患者宜选择质软、易嚼食物，尤其是针对咀嚼诱发疼痛的患者，宜进食流食，不宜食用辛辣、寒凉、过酸、过甜的食物，且饮食要营养丰富，平时应多吃些新鲜水果、蔬菜及豆制类食品。

2.吃饭、漱口、说话、刷牙、洗脸动作宜轻柔，以免触及"扳机点"而引起疼痛。

3.三叉神经痛患者应注意面部保暖,日常生活中不用过冷或过热的水洗脸。平时应保持情绪稳定,避免情绪激动,同时避免疲劳、熬夜,保持平和的心情和良好的睡眠。适当参加体育运动,锻炼身体,增强体质。

第一节　内服方

✦ 引火汤 ✦

【组成】熟地黄三两,巴戟天一两,茯苓五钱,麦冬一两,北五味子二钱。

【用法】水煎服。

【功效】滋阴清热,引火归原。

【主治】面痛。

【来源】《辨证录》

✦ 三叉神经痛可停胶囊 ✦

【组成】白芷、川芎等。

【用法】口服,每次4粒,每日3次,疗程21日。

【功效】祛风止痛。

【主治】三叉神经痛。

【来源】世界中西医结合杂志,2006,1(1)

✦ 魏永智经验方 ✦

【组成】桂枝10克,炙甘草6克,白芍15克,生姜3片,麻黄6克,石葛根15克,羌活10克,全蝎9克,钩藤9克,生地黄10克,细辛3克，石菖蒲10克，五味子10克，白芷10克，蜈蚣2条，当归10克，僵蚕10克，天麻10克，制川草乌各6克。

肝阳上亢，加蒺藜10克，川芎10克，柴胡10克，桂枝10克，重用白芍30克，黄芪15克。

【用法】水煎服。

【功效】散寒除湿，祛风化痰。

【主治】风寒凝滞，风痰阻络型三叉神经痛。

【来源】青海医药杂志，2014，44（1）

三黄泻心汤加味

【组成】黄芩10克，黄连12克，大黄6~12克，夏枯草15克，大青叶15克，青橘叶12克，连翘15克，板蓝根12克，生石膏45克，白芷12克，蜈蚣5条，全蝎粉3克（分冲）。

【用法】水煎服。

【功效】清肝胃热，凉肝息风。

【主治】肝胃郁热，化火生风型三叉神经痛。

【来源】辽宁中医杂志，1983（1）

芎黄散加减

【组成】川芎10克，生大黄12克（后下），芒硝10克（分冲），板蓝根10克，银花10克，枳壳10克，姜虫6克，全蝎粉3克（分冲）。

【用法】水煎服。

【功效】清胃通便，凉肝息风。

【主治】阳明实热上扰清空。

【来源】辽宁中医杂志，1983（1）

❧·杞菊地黄丸加减·❧

【组成】枸杞子12克，菊花12克，生、熟地黄各12克，山茱萸12克，牡丹皮12克，茯神12克，青橘叶12克，白芷12克。

【用法】水煎服。

【功效】育阴潜阳息风。

【主治】阴虚阳亢型三叉神经痛。

【来源】辽宁中医杂志，1983（1）

❧·细辛石膏汤·❧

【组成】细辛3~6克，生石膏15~60克。

【用法】先煎石膏，后下细辛，每日1剂，水煎服。

【功效】温散祛风。

【主治】风寒外袭型三叉神经痛。

【来源】辽宁中医杂志，1983（1）

❧·王占玺经验方·❧

【组成】细辛10克，胡椒或川椒10克，干姜6克，白酒15~30毫升。

【用法】加水适量，置于锅内煎煮。用一喇叭形纸筒，一端罩在药锅上，另一端对准患侧鼻孔部，令患者吸入药气，每次10分钟，每日2次。用时应嘱患者，纸筒喇叭口上端距鼻孔不宜过近，容易发生烫伤，以热气适度为宜。

【功效】辛温止痛。

【主治】三叉神经痛。

【来源】辽宁中医杂志，1983（1）

∽ · 唐刚元经验方1 · ∾

【组成】白附子6克，全蝎6克，僵蚕9克，制半夏6克，胆南星9克，川芎5克，防风9克，白芷9克，当归12克，丝瓜络12克。

【用法】每日1剂，水煎服。

【功效】搜风祛痰，镇痉止痛。

【主治】风痰阻络型三叉神经痛。

【来源】湖南中医药导报，2002，8（12）

∽ · 唐刚元经验方2 · ∾

【组成】生地黄30克，玄参30克，墨旱莲30克，女贞子115克，钩藤30克，石决明40克（先煎），代赭石25克（先煎），白附子9克，全蝎6克，僵蚕12克，川芎9克，防风9克，菊花12克。

【用法】每日1剂，水煎服。

【功效】滋阴降火，平肝潜阳，和络息风。

【主治】风阳上扰型三叉神经痛。

【来源】湖南中医药导报，2002，8（12）

∽ · 唐刚元经验方3 · ∾

【组成】当归25克，川芎10克，生地黄15克，玄参15克，玉竹15克，忍冬藤30克，白附子9克，全蝎9克，僵蚕12克，胆南星9克，白芷9克，丝瓜络12克，蜈蚣3条。

【用法】每日1剂，水煎服。

【功效】滋阴养血，和络息风。

【主治】阴血不足，血虚生风型三叉神经痛。

【来源】湖南中医药导报，2002，8（12）

～ · 川芎茶调散加减 · ～

【组成】川芎15克，白芷、防风、藁本、荜茇、羌活各12克，川乌、桃仁各9克，细辛3g，红花、蜈蚣、全蝎各6克。

【用法】水煎服。

【功效】祛风活血散寒。

【主治】外感风邪型三叉神经痛。

【来源】新疆中医药，2002，20（6）

～ · 白虎汤合泻心汤加减 · ～

【组成】石膏30克，知母、赤芍、牡丹皮、大黄、黄芩各12克，麦冬、川芎、生地黄各15克，黄连、竹叶、蜈蚣、全蝎各6克。

【用法】水煎服。

【功效】祛风活血泻火。

【主治】阳明胃热型三叉神经痛。

【来源】新疆中医药，2002，20（6）

～ · 龙胆泻肝汤加减1 · ～

【组成】龙胆、柴胡各9克，栀子、生地黄、黄芩各15克，川芎、当归、泽泻各12克，木通、蜈蚣、全蝎各6克。

【用法】水煎服。

【功效】活血疏肝息风。

【主治】肝火上炎型三叉神经痛。

【来源】新疆中医药，2002，20（6）

～ · 龙胆泻肝汤加减2 · ～

【组成】龙胆、柴胡、生甘草各6克，黄芩、栀子、木通、车前子、生地黄各9克，泽泻12克，当归3克。

　　风寒外袭加制川乌9克，白芷、桂枝、羌活各6克；风热上犯加升麻6克，葛根9克，蝉蜕、金银花、芦根各10克；痰火上攻加制半夏、竹茹各6克，陈皮、茯苓、胆南星各10克；阴虚阳亢加熟地黄、生地黄、知母、牡丹皮各10克，黄柏6克；久病入络加当归、川芎、桃仁、红花、延胡索各10克。

　　【用法】水煎服。

　　【功效】清肝泻火。

　　【主治】肝火上炎，热扰清窍型三叉神经痛。

　　【来源】陕西中医，2005，26（3）

半夏白术天麻汤加减

　　【组成】半夏、陈皮各9克，菖蒲、川芎、白术、茯苓、天麻各15克，生姜、蜈蚣、全蝎各6克，胆南星、僵蚕各12克。

　　【用法】水煎服。

　　【功效】活血化痰祛风。

　　【主治】痰火上攻型三叉神经痛。

　　【来源】新疆中医药，2002，20（6）

血府逐瘀汤加减

　　【组成】川芎、牛膝、地龙、生地黄各15克，柴胡、桃仁各9克，当归、赤芍各12克，红花、桔梗、蜈蚣、全蝎各6克。

　　【用法】水煎服。

　　【功效】活血息风通络。

　　【主治】瘀血阻络型三叉神经痛。

　　【来源】新疆中医药，2002，20（6）

❧ · 刘晶晶经验方 · ❧

【组成】附子（先煎）18克，细辛3克，制龟甲30克，黄柏10克，肉桂12克，砂仁（后下）15克，全蝎10克，蜈蚣2条，牛膝15克，炙甘草6克。

【用法】一煎加水500毫升，附子先煎1小时，其他药同煎30分钟，砂仁后下，取汁100毫升。二煎加水300毫升，煎20分钟，取汁100毫升。两煎相合共200毫升，每日1剂，分早、晚2次温服，服用2周。

【功效】补肾益阳。

【主治】肾阳虚衰型三叉神经痛。

【来源】河北中医，2013，35（11）

❧ · 柴胡桂枝汤加减 · ❧

【组成】醋柴胡15克，黄芩15克，桂枝15克，白芍30克，法半夏15克，党参15克，茯苓15克，牡丹皮15克，醋延胡索20克，川楝子10克，炙甘草10克，生姜5片，大枣10枚。

【用法】水煎400毫升，分早、晚2次温服，每日1剂。

【功效】疏通少阳气机，发越少阳郁火。

【主治】少阳郁火型三叉神经痛。

【来源】Clinical Journal of Chinese Medicine，2014，6（24）

❧ · 柴胡加龙骨牡蛎汤 · ❧

【组成】柴胡10克，半夏10克，党参10克，黄芩10克，甘草6克，生姜3片，大枣5枚，桂枝10克，茯苓15克，熟大黄3克，龙骨15克，牡蛎15克。

【用法】水煎服，每日1剂。

【功效】疏肝解郁，化痰散结。

【主治】肝郁气结，寒痰凝结型三叉神经痛。

【来源】世界最新医学信息文摘，2016，16（10）

❧ 泻火解毒定痛饮 ❧

【组成】重楼10克，淡竹叶10克，夏枯草20克，龙胆15克，天麻15克，细辛3克，川芎10克，生甘草5克。

【用法】每日1剂，水煎至400毫升，分早、晚2次温服。

【功效】泻火解毒。

【主治】火热炽盛型三叉神经痛。

【来源】中医学报，2014，29（8）

❧ 除风解痉散 ❧

【组成】白芍30克，防风15克，白附子3克，细辛3克，延胡索9克，徐长卿30克，川芎12克，甘草9克。

肝经风热，加薄荷、菊花、生地黄、龙胆、钩藤；阳明实热，去白附子，加生石膏、知母、大黄、生地黄；气滞血瘀，加桃仁、红花、赤芍、牡丹皮、乳香、没药；风寒伏络，加麻黄、桂枝、蔓荆子；气阴两虚，加当归、生地黄、太子参、何首乌、炒酸枣仁、茯神。

【用法】每日1剂，水煎2次，早、晚分服。

【功效】除风解痉，镇静止痛。

【主治】风邪袭络型三叉神经痛。

【来源】河南中医药学刊，1999，14（4）

❧ 川白祛风胶囊 ❧

【组成】白芍、川芎、当归、荆芥、防风、黄芩、菊花、僵蚕、蝉蜕等。

【用法】每次4粒，每日3次口服。

【功效】疏风清热，活血通络，息风止痛。

【主治】风热上犯，脉络瘀阻型三叉神经痛。

【来源】中成药，2009，31（5）

川芎茶调散

【组成】川芎20克，天麻20克，地龙15克，白芷15克，细辛3克，柴胡15克，防风15克，蔓荆子10克，羌活10克，薄荷10克，秦艽10克，甘草6克。

阳明热盛，大便干燥者加大黄10克，黄连10克；病程较长，疼痛难忍，有血瘀阻滞者加桃仁10克，五灵脂10克。

【用法】水煎至200毫升，分早、晚2次温服。连续治疗14日。

【功效】疏风祛瘀，解毒止痛。

【主治】风邪袭表，经络瘀阻型三叉神经痛。

【来源】辽宁中医杂志，2018，45（8）

川芎散加减

【组成】川芎10克，生石膏30克，僵蚕12克，桂枝10克，葛根20克，白芷12克，细辛3克，蝉衣15克，柴胡12克。

【用法】水煎服。

【功效】祛风化痰，活血通络，行气止痛。

【主治】风火上攻，痰阻瘀滞型三叉神经痛。

【来源】时珍国医国药，2000，11（10）

定痛汤1

【组成】川芎15克，钩藤30克，地龙10克，全蝎5克，蜈蚣

3克，赤芍10克，桃仁10克，红花3克，当归10克，生地黄10克，甘草5克。

舌质淡白者加黄芪、白术；舌质偏红者加玄参；舌苔腻者加川贝母、白芥子；舌苔黄者加菊花、桑叶；大便秘结者加炒决明子、熟大黄。

【用法】每日1剂，水煎分2次服，1周为1个疗程。

【功效】祛风化瘀，通络止痛。

【主治】风邪和瘀血型三叉神经痛。

【来源】江苏大学学报（医学版），2003，13（6）

·定痛汤2·

【组成】生白芍30克，石决明30克，生牡蛎30克，丹参20克，全蝎6克，蜈蚣3条，黄芩10克，钩藤30克，蔓荆子10克，红花6克，甘草15克。

兼风热上袭加金银花15克，连翘15克，荆芥10克；风寒袭络加羌活10克，白芷10克；阴虚明显加生地黄30克，麦冬20克；肝气郁结加夏枯草30克，郁金15克，香附10克；痰湿壅滞加半夏10克，胆南星6克，藿香15克；气血亏虚加黄芪30克，当归15克，鸡血藤30克；瘀血阻络加水蛭6克，当归15克。

【用法】每日1剂，水煎取汁300毫升，分早、晚2次温服。

【功效】柔肝息风，清热通络，活血定痛。

【主治】原发性三叉神经痛。

【来源】河北中医，2013，35（1）

·清上蠲痛汤·

【组成】当归3克，川芎3克，白芷3克，细辛0.3克，羌活3克，防风3克，菊花1.5克，蔓荆子1.5克，苍术3克，麦冬3克，独活1克，甘草0.3克，黄芩5克。

【用法】水煎服。

【功效】祛风清热止痛。

【主治】三叉神经痛。

【来源】《寿世保元》

复方芎辛散

【组成】川芎、细辛、白芷、远志、冰片。

【用法】将上药研为细末，混匀装入胶囊，每粒约0.5克。每次0.5~1.0克，每日2次，饭后服用。10日为1个疗程。

【功效】疏风行气止痛。

【主治】三叉神经痛。

【来源】中医研究，1993，6（3）

何世英经验方1

【组成】天麻15克，钩藤25克，生石决明30克，煅磁石30克，全蝎10克，地龙20克，僵蚕15克，炒桑枝25克，豨莶草30克，竹茹10克，龙胆10克，菊花10克，灯芯草3克，蜈蚣3条。

加减：无恶心呕吐，去竹茹；头重，加苦丁茶10克；头晕，加蒺藜15克；失眠多梦，加紫贝齿30克，野百合15克；大便秘结，加大黄10克（后下）。

【用法】水煎服。

【功效】平肝息风，通络止痛。

【主治】肝风型三叉神经痛。

【来源】天津中医药，2013，30（11）

❧·何世英经验方2·❧

【组成】当归15克，川芎10克，酒白芍10克，熟地黄10克，丹参30克，党参15克，炙黄芪30克，僵蚕15克，菊花15克，全蝎10克，陈皮10克，枸杞子20克。

加减：心悸气短，加柏子仁10克，远志10克；食欲不佳，加鸡内金10克；头眩晕，加蒺藜15克，紫贝齿30克。

【用法】水煎服。

【功效】益气养血，息风止痛。

【主治】血虚型三叉神经痛。

【来源】天津中医药，2013，30（11）

❧·何世英经验方3·❧

【组成】枸杞子30克，生地黄15克，熟地黄15克，山药25克，山茱萸15克，泽泻10克，白菊花15克，地龙20克，僵蚕10克，茯神20克，竹叶10克，煅磁石30克。

加减：失眠，加生龙齿30克；眩晕，加蒺藜15克，牛膝15克；耳鸣，加石菖蒲10克，蝉蜕5克；多梦，加野百合15克；遗精、带下，加生龙骨20克，生牡蛎20克；腰膝酸痛，加牛膝15克，杜仲10克。

【用法】水煎服。

【功效】育阴补肾，柔肝息风。

【主治】肾虚型三叉神经痛。

【来源】天津中医药，2013，30（11）

❧·何世英经验方4·❧

【组成】陈皮15克，半夏曲15克，茯苓15克，白术10克，天麻10克，白芷10克，白菊花10克，全蝎10克，地龙20克，僵蚕10克，炒桑枝15克，竹茹10克，灯芯草3克。

加减：痰多，加胆南星10克；呕重，加代赭石20克；眩晕，加蒺藜15克；胸脘痞闷，加白豆蔻6克，厚朴5克；身重体倦或并发特异性水肿，加冬瓜皮30克，车前子15克。

【用法】水煎服。

【功效】化痰通络，降逆止痛。

【主治】痰浊型三叉神经痛。

【来源】天津中医药，2013，30（11）

❀·半夏厚朴汤合小柴胡汤加减·❀

【组成】姜半夏15克，厚朴15克，茯苓15克，紫苏梗30克，柴胡15克，黄芩7克，党参15克，炙甘草15克，白术10克，川芎10克，生姜10克，大枣20克，陈皮15克，生龙骨15克，生牡蛎15克。

【用法】水煎服。

【功效】降逆化痰，调和少阳。

【主治】三叉神经痛。

【来源】吉林中医药，2019，39（7）

❀·半夏厚朴汤合柴胡加龙骨牡蛎汤加减·❀

【组成】柴胡15克，黄芩10克，姜半夏15克，党参15克，厚朴15克，茯苓15克，紫苏梗30克，酒大黄10克，白芷10克，川芎10克，生龙骨15克，生牡蛎15克，炙甘草15克，大枣10克。

【用法】水煎服。

【功效】降逆化痰，镇惊安神。

【主治】三叉神经痛。

【来源】吉林中医药，2019，39（7）

半夏厚朴汤合小柴胡汤合五苓散

【组成】柴胡12克，半夏15克，党参15克，炙甘草15克，黄芩7克，厚朴15克，茯苓30克，紫苏梗30克，陈皮15克，猪苓15克，泽泻15克，桂枝15克，白术15克，白芷10克，川芎15克，大枣30克。

【用法】水煎服。

【功效】健脾化痰，调和少阳。

【主治】三叉神经痛。

【来源】吉林中医药，2019，39（7）

加减牵正散

【组成】全蝎5克，僵蚕5克，白附子5克，天麻、蝉蜕各5克，桂枝10克，丹参10克，红花10克，牡丹皮6克，川芎10克。

患者体质偏寒的加细辛（小于3克）、白芷；素体偏热者加黄芩、石膏；痰湿胜者加苍术、陈皮；阴虚者加麦冬、玄参、生地黄。

【用法】水煎服，每日1剂，早、晚各服1次。

【功效】活血化瘀，祛风止痛。

【主治】三叉神经痛。

【来源】中国实用神经疾病杂志，2015，18（2）

加减通窍活血汤

【组成】白芷25克，桃仁10克，红花6克，川芎10克，赤芍10克，僵蚕10克，丹参15克，全蝎3克（冲服），土鳖虫10克，地龙10克，半夏10克，葱白3茎，大枣3枚，甘草6克。

表证明显者加柴胡10克，荆芥10克，薄荷6克；暴痛属肝胆火盛，兼见口苦、耳鸣者加龙胆10克，黄芩10克，天麻10克；气滞血瘀者加柴胡10克，枳壳10克，当归10克；病程较久，脾虚气陷，兼见四肢困倦、神疲纳差、便溏者加黄芪30克，太子参15克，升麻6克，柴胡10克，减半夏；肾精亏损，兼见眩晕、腰膝酸软者加熟地黄15克，山药10克，山茱萸10克，女贞子10克，桑椹10克；疼痛日久、痛势剧烈者加白花蛇20克，乌梢蛇20克。

【用法】每日1剂，水煎分2次服，每次300毫升。妇女经期及妊娠期忌用。

【功效】驱邪通络，理气活血，息风止痛。

【主治】三叉神经痛。

【来源】实用中医药杂志，2016，32（6）

❧ 加减玉女煎 ❧

【组成】石膏30克，知母10克，麦冬10克，生地黄20克，石斛10克，牛膝10克，细辛3克，白芷10克，蒺藜12克，白芍20克，炙甘草5克。

大便干结者加番泻叶5~15克。

【用法】水煎，分3次服，每日1剂。同时每剂加全蝎3克，蜈蚣1.5克，共研细末过80目筛，装0号胶囊，每次2~3粒，每日3次，与汤药同服。

【功效】清泻胃火，通络止痛。

【主治】三叉神经痛。

【来源】湖南中医杂志，2001，17（6）

～⋅ 加味大柴胡汤 ⋅～

【组成】甘草10克，赤小豆15克，蒲公黄30克，栀子12克，金钱草30克，鸡内金20克，延胡索15克，郁金15克，大黄（后下）6克，枳实12克，赤芍25克，生姜10克，法半夏12克，黄芩12克，柴胡12克。

【用法】水煎服。

【功效】养血活血，祛风通络止痛。

【主治】三叉神经痛。

【来源】世界最新医学信息文摘，2016，16（44）

～⋅ 祛风活血汤 ⋅～

【组成】白附子10克，僵蚕10克，天麻10克，防风10克，白芷10克，细辛3克，胆南星10克，地龙10克，川芎10克，全蝎3克（研粉冲服）。

心烦易怒、口苦苔黄者加蒲公英；大便秘结者加生大黄；舌暗有瘀斑者加赤芍。

【用法】每日1剂，水煎分2次服。除汤剂内服外，嘱患者将药渣趁热以纱布包扎后热敷患侧面部，每日1次，约30分钟。

【功效】祛风除痰，活血止痛。

【主治】三叉神经痛。

【来源】江苏中医，1998，19（9）

～⋅ 加味清上蠲痛汤 ⋅～

【组成】麦冬15克，羌活10克，独活10克，防风10克，苍术10克，当归10克，白芷10克，细辛3克，全蝎5克，蜈蚣2条，黄芩10克。

【用法】每日1剂，水煎分2次服，10日为1个疗程。

【功效】祛风清热，通络止痛。

【主治】三叉神经痛。

【来源】四川中医，2007，25（8）

·解郁化瘀汤·

【组成】柴胡6克，桔梗9克，枳壳9克，桃仁9克，红花6克，赤芍15克，白芍30克，牛膝6克，当归20克，鸡内金6克，半夏12克，竹茹15克，郁金20克，栀子15克，夏枯草20克。

【用法】水煎服。

【功效】解郁化瘀，清热泻火。

【主治】肝郁血瘀型三叉神经痛。

【来源】黑龙江中医药，2016（1）

·扶阳通络汤·

【组成】生黄芪30克，桂枝15克，白芷20克，川芎20克，全蝎6克，炒白术10克，法半夏10克，炮附子10克，炙甘草10克。

【用法】水煎服。

【功效】温阳补气，祛风通络。

【主治】阳虚寒凝，瘀血阻络型三叉神经痛。

【来源】内蒙古中医药，2014，33（20）

·凉膈散加减·

【组成】大黄9克（后下），芒硝15克（冲服），栀子9克，黄芩9克，薄荷6克，连翘12克，竹叶6克，白芷9克，生甘草6克，白蜜少许。

头痛较剧者，加川芎、延胡索以祛风活血止痛；口苦胁痛者，加柴胡、郁金以解郁理气清热；痞满腹胀者，加枳实、厚朴、全瓜蒌等以通腑消积导滞。

【用法】水煎，每日1剂，分2次温服。

【功效】发散风热，清泄胃火。

【主治】阳明胃火炽盛型三叉神经痛。

【来源】光明中医，2011，26（10）

❖· 荣面痛宁汤 ·❖

【组成】土茯苓50克，葛根50克，白芍50克，石膏30克，生地黄15克，细辛3克，延胡索10克，牛蒡子12克，藁本9克，酸枣仁15克，羌活9克，蔓荆子9克，蜈蚣2条，全蝎6克，白芷15克，甘草9克。

【用法】水煎服。

【功效】祛风解肌，清热养血，化瘀通络。

【主治】火郁阳明，络脉痹阻型三叉神经痛。

【来源】光明中医，2017，32（14）

❖· 六神丸 ·❖

【组成】牛黄、麝香、冰片、蟾酥、珍珠、雄黄。

【用法】每次10粒，每日3次口服，7日为1个疗程。同时将六神丸碾碎用蜂蜜调匀后敷于患处，2日1帖，3帖为1个疗程。

【功效】清凉解毒，消肿止痛。

【主治】三叉神经痛。

【来源】新疆中医药，2005，23（6）

六味地黄丸

【组成】熟地黄、山茱萸、山药、茯苓、泽泻、牡丹皮。

【用法】口服，每次6克。

【功效】滋补肾阴。

【主治】肾阴亏虚型三叉神经痛。

【来源】中国社区医师，2017，33（20）

加味越鞠丸

【组成】香附10克，栀子3克，苍术、白术各10克，川芎20克，柴胡10克，黄芩6克，苦丁茶6克，蔓荆子10克，决明子30克，夏枯草15克，制川乌3克，枳实10克，当归10克，桑叶6克，白菊花6克，炙甘草5克。

【用法】水煎服。

【功效】辛以散郁，凉以泻火。

【主治】气血痰火郁结清窍型三叉神经痛。

【来源】上海中医药杂志，2008，42（6）

牛黄上清丸

【组成】黄连、牛黄、栀子、大黄、连翘、菊花等。

【用法】每次1丸，每日2次。

【功效】清热解毒，祛风泻火，逐瘀通经。

【主治】风火阻络型三叉神经痛。

【来源】中国厂矿医学，2003，16（6）

天麻钩藤饮加减

【组成】天麻12克，钩藤18克，生石决明30克，牛蒡子15克，橘红12克，黄芩12克，生石膏30克，知母12克，牛膝18克，杭白菊20克，生地黄12克，升麻12克，羚羊角粉1克（冲），炒蔓荆子12克，炙甘草，玄参30克，延胡索20克。

【用法】水煎至400毫升，早、晚分服。

【功效】平肝潜阳，清热泻火。

【主治】肝阳上亢型三叉神经痛。

【来源】湖南中医杂志，2014，30（9）

牵正止痛汤

【组成】全蝎6克，僵蚕10克，川芎15克，当归15克，蜈蚣1条，白芷15克，柴胡10克，升麻6克，白芍20克，蒺藜15克，乳香10克，没药10克，延胡索10克，细辛3克，甘草5克。

【用法】每日1剂，水煎服，每次200毫升，分早、晚2次温服。

【功效】祛风散邪，行气活血，养血疏肝，缓急止痛。

【主治】风痰毒瘀阻络型三叉神经痛。

【来源】赣南医学院学报，2014，34（2）

清空缓急通络饮

【组成】芍药30克，生甘草10克，黄芩6克，黄连6克，防风6克，丹参10克，牡蛎30克，蜈蚣2条，僵蚕10克。

血瘀阻络明显者加全蝎6克，桃仁10克，红花10克；痰浊明显者加半夏10克，白术10克；风寒明显者去黄芩、黄连，加麻黄6克，桂枝6克，杏仁10克；肝胆实火者加龙胆12克，栀子6克，板蓝根10克；阴虚明显者加黄精20克，石斛20克。

【用法】每日1剂，水煎2次，早、晚分服。

【功效】清热祛湿，柔肝潜阳，活络息风。

【主治】三叉神经痛。

【来源】中国误诊学杂志，2007，7（7）

·祛风活血方·

【组成】天麻10克，羚羊角粉0.6克，钩藤10克，地龙10克，僵蚕10克，白附子10克，蜈蚣2条，全蝎10克，丹参30克，川芎30克，赤芍15克，甘草10克。

阳亢热盛者加生石膏30克，知母10克，生大黄10克；寒凝经脉者加制川草乌各15克，白芷30克，细辛3克；气血虚弱者加党参15克，黄芪30克，当归12克。

【用法】水煎服，每日2次。

【功效】祛风活血。

【主治】三叉神经痛。

【来源】上海中医药杂志，1994（6）

·祛风通络汤加减·

【组成】羌活、当归各16克，桃仁、柴胡各12克，荆芥、升麻、红花、木香、川芎各10克，细辛3克，海风藤、全蝎各8克。

【用法】水煎服。

【功效】祛风通络。

【主治】风寒阻经型三叉神经痛。

【来源】陕西中医，2016，37（11）

·祛风通络饮·

【组成】独活、苍术各12克，葛根、白术、柴胡、黄芩、川芎、炙甘草、生地黄各10克，升麻6克，细辛、全蝎各3克。

郁热者加生石膏、知母；肝肾阴虚者加黄芪、枸杞子、山药；寒湿者加附子、羌活；气滞血瘀者加桃仁、红花；痰饮者加瓜蒌、半夏；便秘者加火麻仁、杏仁。

【用法】每日1剂，早、晚2次，水煎服。

【功效】平肝息风，活血通络。

【主治】风火上扰，络脉瘀滞型三叉神经痛。

【来源】井冈山学院学报，2006，27（12）

祛风止痉汤

【组成】白附子10克，僵蚕12克，全蝎6克，白芍60克，蜈蚣2条，防风6克，天麻10克，地龙15克，川芎30克，细辛3克，白芷15克，薄荷6克（后下），羌活12克，荆芥10克，甘草6克。

寒凝痛甚者加藁本、生姜；头晕目眩者加钩藤、菊花；面颊麻木者加皂角、制没药；痰瘀化热者加胆南星；阴虚火旺者加黄柏、狗脊。

【用法】每日1剂，早、晚2次，水煎服。

【功效】祛风通络，解痉止痛。

【主治】三叉神经痛。

【来源】实用中医内科杂志，2008，22（12）

五白蠲痛饮

【组成】蒺藜10克，僵蚕10克，白芷10克，白附子6克，徐长卿30克，粉葛根12克，白芍10克，九香虫6克，当归10克，蔓荆子10克，防风10克，细辛3克，甘草6克。

眼支痛，偏热者加重蔓荆子以疏散风热，偏寒者加草乌以温中散寒；上颌支痛，偏热者加薄荷，偏寒者加高良姜；下颌支痛，偏热者加黄连，偏寒者加藁本；三支联合痛，偏热者加柴胡，偏寒者加重白芷。挟风热者可减白附子，加菊花；内热盛者加石膏、黄连、黄芩；肝阳上亢者加钩藤、全蝎；内寒者加制附子；大便秘结者加大黄、火麻仁；血瘀者加赤芍、鸡血藤、蜈蚣；痛剧者加珍珠母；气滞者加延胡索、川芎、柴胡；痰盛者加苍术、陈皮；气虚者加黄芪；络脉瘀阻者加䗪虫、桑寄生。

【用法】水煎服。

【功效】疏风清热，柔肝疏肝，活血化痰，通络止痛。

【主治】三叉神经痛。

【来源】广西中医药，2014，37（2）

·三叉立止汤·

【组成】白芍30克，生牡蛎30克（先煎），丹参15克，甘草10克。

眩晕者，加石决明30克，珍珠母30克；面肌抽动者，加防风6克，天麻12克，生地黄30克；口苦、烧心者，加甘松10克，煅瓦楞子30克，黄连9克，吴茱萸3克；乏力、懒言者，加炙黄芪15克，升麻3克，白芷6克；痰多者，加胆南星15克，半夏12克，郁金18克；有血瘀者，加桃仁10克，红花12克，丹参15克；口苦、烦躁者，加夏枯草30克，黄芩9克；纳呆、不欲饮食者，加山楂15克，麦芽15克，神曲15克，鸡内金30克；大便秘结者，加酒大黄9克。

【用法】水煎取药汁400毫升，每日1剂，分2次口服。同时忌辛辣、煎炸之品，禁烟酒。

【功效】柔肝息风，缓急止痛。

【主治】三叉神经痛。

【来源】中医研究，2012，25（9）

❧·柔肝息风汤·❧

【组成】白芍、生牡蛎（先煎）各30克，熟地黄20克，丹参15克，天麻、甘草各10克。

【用法】每日1剂，水煎服。

【功效】柔肝息风。

【主治】肝风内动型三叉神经痛。

【来源】山西中医，2010，26（11）

❧·桑椹子·❧

【组成】桑椹150克。

【用法】清洗后水煎服。

【功效】养阴清热，益肾补肝。

【主治】阴虚有热型三叉神经痛。

【来源】中医杂志，1986，40（7）

❧·蓝根僵蚕丸·❧

【组成】板蓝根600克，僵蚕60克。

【用法】二药共为细末，水泛为丸，梧桐子大，日服2次，每次10克，温开水送服。

【功效】祛风清热。

【主治】风热上扰型三叉神经痛。

【来源】中医杂志，1986，40（7）

❧·张兵经验方1·❧

【组成】天麻10克，栀子10克，夏枯草15克，钩藤15克，生石决明30克，牛膝10克，黄芩10克，首乌藤6克。

【用法】水煎服，每日1剂，日服2次。15日为1个疗程。

【功效】平肝息风，通络止痛。

【主治】肝阳上亢型三叉神经痛。

【来源】中外医疗，2011（4）

张兵经验方2

【组成】川芎10克，香附10克，蔓荆子10克，荆芥12克，羌活10克，白芷8克，细辛3克。

【用法】水煎服，每日1剂，日服2次。15日为1个疗程。

【功效】祛风散寒，通络止痛。

【主治】风寒阻经型三叉神经痛。

【来源】中外医疗，2011（4）

张兵经验方3

【组成】黄芪20克，川芎10克，地龙6克，当归15克，桃仁10克，红花10克，赤芍10克，全蝎6克。

【用法】水煎服，每日1剂，日服2次。15日为1个疗程。

【功效】补气活血，通络止痛。

【主治】气虚血瘀型三叉神经痛。

【来源】中外医疗，2011（4）

关庆维经验方1

【组成】白菊花9克，钩藤18克，生石决明30克，熟地黄18克，蒺藜9克，杭白芍15克，石斛12克，何首乌12克，当归12克，川芎4.5克，薄荷6克，全蝎3克，蜈蚣2条，木瓜6克。

【用法】水煎服，每日1剂。

【功效】养血平肝，息风通络止痛。

【主治】肝阴不足，风热上扰之面痛。

【来源】北京中医，2006，25（5）

◦᷁ᴥ·　关庆维经验方2　·ᴥ᷁◦

【组成】钩藤18克，蜈蚣4条，蝎尾1.5克，菊花18克，生石决明45克，防风9克，代赭石18克，当归尾12克，赤芍12克，牡丹皮9克，银花18克，连翘12克，炒酸枣仁30克，茯神18克，远志12克，首乌藤15克，朱砂面（分冲）1.5克。

【用法】水煎服，每日1剂。

【功效】镇痉息风，活血解毒，止痛安神。

【主治】风邪外袭，引动内风，瘀毒内蕴，经络阻滞之面痛。

【来源】北京中医，2006，25（5）

◦᷁ᴥ·　关庆维经验方3　·ᴥ᷁◦

【组成】菊花9克，生石决明30克，旋覆花9克，代赭石18克，钩藤30克，黄芩10克，木瓜12克，当归15克，白芍24克，生地黄9克，熟地黄9克，炒酸枣仁18克，朱远志12克，朱茯神12克，鸡血藤12克，止痉散（分冲）3克。

【用法】水煎服，每日1剂。

【功效】清热平肝，息风止痛。

【主治】胃热肝风上扰之面痛。

【来源】北京中医，2006，25（5）

◦᷁ᴥ·　关庆维经验方4　·ᴥ᷁◦

【组成】龙胆9克，柴胡9克，黄芩9克，栀子9克，生地黄

12克，知母6克，黄柏6克，钩藤18克，代赭石30克，薄荷6克，白芍15克，青皮6克，香附9克，全蝎3克，僵蚕9克，羚羊角粉（分冲）3克。

【用法】水煎服，每日1剂。

【功效】清泻肝火，息风止痛。

【主治】肝火亢盛，风热上攻之面痛。

【来源】北京中医，2006，25（5）

❧· 姜晓维经验方 ·❧

【组成】吴茱萸6克，补骨脂15克，肉豆蔻10克，五味子（捣）6克，丹参30克，怀牛膝10克，白芍30克，炙甘草8克，木香8克，延胡索10克，炒麦芽30克。

【用法】水煎服。

【功效】散寒邪温肝脾，升清降浊。

【主治】厥阴寒浊上犯，气血壅滞型三叉神经痛。

【来源】河北中医药学报，2000，15（2）

❧· 消风散化裁 ·❧

【组成】羌活、防风、荆芥穗、白芷、黄芩、黄连、麦冬各9克，川芎9~24克，细辛3克，生地黄、玄参各15克，柴胡6克，甘草3克。

左痛加龙胆12克；右痛加生石膏15克；头昏沉不清加法半夏9克，青皮6克；便秘加川军6克；病久加红花9克，当归12克，也可酌加菊花、僵蚕、升麻等。

【用法】水煎服。

【功效】散风止痛，清热养阴。

【主治】风热型三叉神经痛。

【来源】天津医药，1978（8）

～ 麻黄附子细辛汤加味 ～

【组成】麻黄、附子、防风各9克，细辛3克，川芎9~15克，玄参、当归各12克，白芷、黄芩、黄连、沉香各6克，朱砂粉、琥珀粉各0.9克。

左痛加龙胆15克；右痛加生石膏15克；跳痛加生龙牡各15克（打碎）；窜痛加生石决明30克；睡眠差加远志、石菖蒲各6克，首乌藤30克；口干加石斛15克；病久加红花9克。

【用法】水煎服。

【功效】温阳散寒止痛，佐以清热。

【主治】寒邪伤阳，经络阻滞型三叉神经痛。

【来源】天津医药，1978（8）

～ 平肝养血息风汤 ～

【组成】生石决明30克，生龙牡、钩藤各15克，黄芩、黄连、菊花、僵蚕、防风、川芎、白芷、麦冬各9克，细辛3克，玄参15~30克，生地黄15克，当归12克，沉香4.5克，朱砂粉、琥珀粉各0.9克（冲）。

痛在左加龙胆15克；痛在右加生石膏15克；闪电样痛加珍珠母30克；眠差加远志、石菖蒲各6克，酸枣仁、首乌藤各15克；病久加红花、赤芍、牛膝各6克；口黏腻加清半夏、茯苓各9克；心悸、气短、便溏加太子参15克，白术6克。

【用法】水煎服。

【功效】平肝泻火，养血息风，镇痛。

【主治】肝阳（火）型三叉神经痛。

【来源】天津医药，1978（8）

·朱怀红经验方1·

【组成】甘草5克，全蝎8克，蜈蚣2条，川芎50克，菊花15克，柴胡15克，生石膏50克，黄连10克，水牛角25克，栀子15克，龙胆10克，薄荷15克。

【用法】水煎服，每日1剂，分3次服。

【功效】疏风清热，通经活络。

【主治】风火型三叉神经痛。

【来源】医学理论与实践，2008，21（8）

·朱怀红经验方2·

【组成】川芎50克，炙川乌15克，高良姜15克，防风4克，远志12克，荜茇50克，细辛3克，苍耳子15克，藁本15克。

【用法】水煎服。

【功效】温经散寒为主，辅以活络止痛。

【主治】风寒型三叉神经痛。

【来源】医学理论与实践，2008，21（8）

·朱怀红经验方3·

【组成】当归10克，川芎10克，赤芍15克，红花8克，升麻10克，地龙20克，柴胡6克，全蝎8克，蜈蚣2条，桃仁10克，生地黄15克，丹参30克。

【用法】水煎服，每日1剂，分3次服。

【功效】活血化瘀，通络止痛。

【主治】血瘀型三叉神经痛。

【来源】医学理论与实践，2008，21（8）

·五苓散·

【组成】茯苓、白术、泽泻各15克，桂枝10克，猪苓25克。

【用法】水煎服。

【功效】利水渗湿。

【主治】三叉神经痛。

【来源】河南医学院学报，1975（1）

·面疼平·

【组成】川芎15克，白芷10克，菊花15克，桑叶12克，石膏30克，黄芩10克，细辛3克，丹参30克，当归20克，川楝子15克，延胡索12克，罂粟壳10克，甘草6克。

【用法】水煎服，每日1剂。

【功效】清泄胃热，祛风通络，活血止痛。

【主治】阳明热盛，风邪袭络，瘀血阻络型三叉神经痛。

【来源】中西医结合实用临床急救，1996，3（6）

·牵正散加减·

【组成】白附子8克，全蝎12克，僵蚕12克，柴胡10克，黄芩12克，清半夏10克，白芷15克，川芎8克，炙甘草6克。

疼痛甚者加延胡索；面部呈刺痛，痛有定处，痛处拒按，舌质紫暗有瘀点，脉弦涩者加当归、桃仁、红花；纳差者加木香、神曲、山楂；乏力，舌淡胖者加生黄芪、白术；睡眠欠佳者加远志、首乌藤。

【用法】早、晚2次，水煎服。

【功效】祛风化痰，通络止痉。

【主治】三叉神经痛。

【来源】浙江中医药大学学报，2013，37（2）

泻火化瘀通络汤

【组成】石膏30克，知母15克，黄连10克，酒大黄10克，延胡索15克，郁金10克，木香10克，大青叶10克，川贝母5克（研末服），栀子10克，竹茹10克，川牛膝10克，蜈蚣2条，全蝎10克，白术10克，炙甘草5克。

失眠加龙骨30克，炒酸枣仁20克。

【用法】每日1剂，水煎取汁服2次。

【功效】清泻胃火，祛痰化瘀，通络止痛。

【主治】胃火上攻夹痰瘀型三叉神经痛。

【来源】中国中医急症，2012，21（2）

祛风散寒通络汤

【组成】防风15克，荆芥15克，桂枝5克，藁本10克，细辛3克，延胡索10克，乌梢蛇10克，全蝎10克，鸡血藤10克，三棱10克，当归10克，炙甘草5克。

【用法】每日1剂，水煎取汁服2次。

【功效】疏风散寒，通络止痛。

【主治】风寒袭络夹瘀型三叉神经痛。

【来源】中国中医急症，2012，21（2）

息风通络止痛汤

【组成】熟地黄15克，山茱萸10克，墨旱莲15克，女贞子20

克，生龙骨30克，石决明20克，紫贝齿20克，白芷10克，延胡索15克，郁金15克，栀子15克，牛膝10克，鸡血藤15克，蜈蚣2条，全蝎10克，秦艽15克，葛根30克，陈皮15克，炙甘草5克。

【用法】每日1剂，水煎取汁服2次。

【功效】滋阴潜阳，息风通络。

【主治】风阳上扰，经络阻滞型三叉神经痛。

【来源】中国中医急症，2012，21（2）

❧ 五虎追风散加减 ❧

【组成】天麻、蝉蜕、僵蚕、胆南星各10克，全蝎6克。

若患者偏寒，可加桂枝与细辛；若患者偏热，可加柴胡、黄芩。

【用法】每日1剂，清水煎，取药汁400毫升，分早、晚2次温服。

【功效】镇静止痛，祛风止痉。

【主治】三叉神经痛。

【来源】中国处方药，2016，14（10）

❧ 独活寄生汤 ❧

【组成】独活50克，牛膝10克，当归20克，生地黄20克，川芎15克，细辛3克，云茯苓15克，甘草10克，白芍20克，桂心5克，桑寄生20克，秦艽20克，防风20克，熟杜仲20克。

肝阳偏亢者加钩藤15克，牡丹皮15克，龙胆6克；胃火积盛者加黄连8克，石膏40克，大黄6克（后下）；瘀血阻络者加丹参15克，延胡索15克，当归12克。

【用法】加水1升用文火煎煮3次，去渣后分为3份，于每日饭后服用。

【功效】补肝肾，祛风湿，止痹痛。

【主治】肝肾亏虚，风寒阻络型三叉神经痛。

【来源】中国现代药物应用，2015，9（18）

柴葛解肌汤合牵正散

【组成】柴胡、白芷、白附子、僵蚕、胆星、地龙各10克，葛根、生石膏各24克，黄芩12克，赤芍15克，全蝎（研冲）、川贝母、甘草各6克。

【用法】水煎服，每日1剂。

【功效】清胆泻胃，祛风化痰通络。

【主治】胆胃郁热，风痰阻络型三叉神经痛。

【来源】四川中医，1992（1）

芍药甘草汤加减

【组成】丹参30克，白芍20克，黄芪40克，川芎10克，炙甘草10克，当归8克，生甘草20克，全蝎5克，蜈蚣2条。

肝阳上亢者加夏枯草10克，菊花15克，川牛膝10克；久病体虚者加白术10克，太子参15克；风寒者加白芷10克，羌活8克。

【用法】水煎服，每日1剂，分早、晚2次服用。

【功效】祛风化痰，活血通络。

【主治】三叉神经痛。

【来源】承德医学院学报，2018，35（2）

彭素娥经验方

【组成】僵蚕10克，蝉蜕5克，姜黄7克，川大黄3克，龙胆6

克，栀子9克，桑叶9克，牡丹皮10克，茺蔚子9克。

【用法】水煎服。

【功效】清泄肝经郁火。

【主治】肝经郁火上灼型三叉神经痛。

【来源】实用中西医结合临床，2012，12（4）

◈· 细辛大黄汤 ·◈

【组成】细辛3克，大黄15克，川芎12克，蝉衣3克。

偏于外风者，加防风、羌活；情志郁结，肝火上扰者，加钩藤、石决明、菊花；夜寐不安者，加郁金、合欢皮。

【用法】上方煎汤取汁，每剂约150毫升，每日1剂，分2~3次服完，连服5剂为1个疗程。

【功效】升清降浊。

【主治】风火瘀结，清窍被扰型三叉神经痛。

【来源】浙江中医杂，1996（3）

◈· 舒风散 ·◈

【组成】栀子、香附、天麻、僵蚕、黄芩、川芎等。

【用法】冲剂，颗粒与生药比为1：3。每袋15克，每次1袋，每日1~2次。

【功效】化痰祛瘀，通络止痛，平肝息风。

【主治】气火上逆，痰瘀阻滞，肝火亢盛型三叉神经痛。

【来源】亚太传统医药，2015，11（11）

◈· 疏风止痛合剂 ·◈

【组成】石决明30克，蒺藜12克，炒栀子12克，龙胆12克，当归10克，川芎15克，羌活12克，防风12克，细辛3克，白芷12克，薄荷12克，菊花12克。

眉棱骨痛，流泪者加茺蔚子9克，白芷增至15克；病程长，疼痛剧烈，有瘀血阻滞者，加生蒲黄12克，五灵脂12克，桃仁12克；阳明热盛，大便干燥者，加大黄9克（后入），黄连10克，生石膏30克；有痛性抽搐者，加僵蚕12克。

【用法】水煎2次，早、晚分服。服药期间忌食辛辣。

【功效】平肝胆，疏风热。

【主治】肝胆风热，上扰清窍型三叉神经痛。

【来源】吉林中医药，1993（1）

❦ 疏肝通窍汤 ❦

【组成】陈皮10克，柴胡10克，川芎12克，香附15克，枳壳10克，赤芍15克，白芍15克，甘草10克，桃仁10克（打碎），红花9克，白芷12克，冰片0.2克（冲服），全蝎3克，蜈蚣3克。

【用法】每日1剂，水煎2次，混合取药液300毫升，分早、晚2次服用。

【功效】疏肝理气，散瘀通络止痛。

【主治】肝气郁结，气滞血瘀型三叉神经痛。

【来源】中国实验方剂学杂志，2017，23（1）

❦ 双乌镇痛胶囊 ❦

【组成】制川乌、制草乌、青风藤、木瓜、独活、当归、红花、党参。

【用法】口服，每日3次，每次2~3粒，或遵医嘱。1周为1个疗程。

【功效】散寒除湿，祛风止痛，活血通络。

【主治】风寒湿型三叉神经痛。

【来源】中国医院用药评价与分析，2016，16（10）

四味芍药汤

【组成】白芍30克，生牡蛎30克，丹参15克，甘草15克。

阴虚明显或胃火盛者加知母15克；肾虚者加骨碎补15克，牛膝5克；病情反复发作，属气虚者加黄芪15~30克。

【用法】水煎服。

【功效】柔肝息风。

【主治】肝风内动型三叉神经痛。

【来源】中医药研究，1987（5）

四物解痉汤

【组成】当归20克，川芎30克，白芍20克，熟地黄15克，蜈蚣1条，细辛3克，全蝎5克，蝉蜕10克，延胡索15克，炙甘草10克，僵蚕15克，丹参25克。

【用法】每日1剂，水煎服，分3次服用。

【功效】祛风散结。

【主治】风邪侵袭型三叉神经痛。

【来源】甘肃科技，2018，34（7）

桃红芎麻汤加减

【组成】桃仁15克，红花15克，川芎20克，防风20克，荆芥10克，全蝎5克，僵蚕10克，天麻15克，丹参20克，赤芍15克，蜈蚣2条。

【用法】每日1剂，水煎服。

【功效】祛风活血止痛。

【主治】风邪内客，瘀阻血脉型三叉神经痛。

【来源】中国社区医师，2006，8（20）

·天麻钩藤饮·

【组成】天麻30克，钩藤30克，石决明30克，牛蒡子30克，黄芩9克，川牛膝18克，杭白芍18克，川芎12克，全蝎3克，蜈蚣2条，首乌藤12克，朱茯神12克，甘草3克。

加减：面痒者加僵蚕12克，苍术9克；面紫暗者加桃仁12克，红花9克；遇寒痛势剧烈者加附子4.5克，细辛3克；眼胀者加夏枯草9克，菊花9克。三叉神经第Ⅰ支痛者加蔓荆子12克，白芷12克；第Ⅱ支痛者加淡竹叶12克，栀子18克；第Ⅲ支痛者加大黄12克；两支以上均痛者加石膏30克，生地黄12克，龙胆12克。

【用法】每日1剂，水煎取汁400毫升，分2次服。

【功效】清热平肝，息风止痛。

【主治】肝阳偏亢，肝风上扰型三叉神经痛。

【来源】湖北中医杂志，2010，32（10）

·天麻素胶囊·

【组成】天麻素50毫克。

【用法】口服，成人每次1~2粒，每日3次。

【功效】祛风止痛。

【主治】三叉神经痛。

【来源】浙江医学江医学，2019，41（11）

通窍活血汤加减1

【组成】当归10克，桃仁10克，红花10克，川芎10克，赤芍10克，荆芥10克，防风10克，白芷10克，僵蚕10克，甘草10克。

【用法】每日1剂，水煎服，分早、晚2次。

【功效】活血祛瘀止痛。

【主治】瘀血型三叉神经痛。

【来源】湖南中医杂志，2016，32（12）

通窍活血汤加减2

【组成】白芷25克，桃仁、川芎、赤芍、僵蚕、土鳖虫、地龙、半夏各10克，红花、甘草各6克，丹参15克，全蝎3克。

加减：表证明显者加柴胡、荆芥各10克，薄荷6克；肝胆火盛兼口苦、耳鸣者加龙胆、黄芩、天麻各10克；气滞血瘀者加柴胡、枳壳、当归各10克；脾虚气陷兼四肢困倦、神疲、纳差、便溏者加黄芪30克，太子参15克，柴胡10克，升麻6克；肾精亏损者加山药、女贞子、山茱萸、桑椹各10克；疼痛日久且剧烈者加白花蛇、乌梢蛇各20克。

【用法】每日1剂，水煎取汁300毫升，分早、晚2次温服，连用4周。

【功效】祛邪通络，理气活血，息风止痛。

【主治】邪阻脉络，气滞血瘀型三叉神经痛。

【来源】国医论坛，2018，33（2）

头痛宁胶囊

【组成】土茯苓、天麻、何首乌、当归、防风、全蝎等。

【用法】口服，每次3粒，每日3次。

【功效】息风除痰、逐瘀止痛。

【主治】痰瘀阻络三叉神经痛。

【来源】吉林医学, 2007, 28 (17)

·三叉神经痛愈方·

【组成】鸡血藤、露蜂房各40克, 丹参、牡蛎各30克, 白芍、蒺藜、木瓜各18克, 川芎、生地黄、炙甘草、地龙各15克, 当归、僵蚕各12克, 细辛3克, 白附子5克。

偏寒盛加麻黄6克; 偏热盛加黄芩、钩藤各15克, 生石膏30克; 痰血瘀阻加桃仁、红花各10克, 法半夏15克, 胆南星6克; 肝肾亏虚加女贞子、墨旱莲、怀山药、山茱萸各15克; 阴虚内热加龟甲、鳖甲各20克; 气阴虚加明党参30克, 麦冬20克。

【用法】水煎服。

【功效】养血活血, 柔肝祛风, 解痉通络定痛。

【主治】风痰瘀湿阻络, 肝肾亏虚型三叉神经痛。

【来源】四川中医, 2001, 19 (12)

·加味升降散·

【组成】片姜黄、僵蚕、川芎各10克, 细辛3克, 蝉蜕、酒全蝎、甘草、生大黄(后下)各6克, 酒蜈蚣3条, 生麦芽30克。

热邪较盛者, 加夏枯草、生栀子; 寒凝者, 去大黄, 加桂枝、白芷; 气血不足者, 加生黄芪、当归; 阴虚者, 加生地黄、麦冬; 肝风内动者, 加生石决明、珍珠母。

【用法】水煎服。

【功效】疏风通络止痛, 清热解毒, 升清降浊, 佐以辛温活血。

【主治】痰瘀阻络，清阳不升，浊阴不降型三叉神经痛。

【来源】新中医，2016，48（12）

❧·芍药甘草汤加减·❧

【组成】生白芍40克，生牡蛎30克，三七粉（冲服）4克，夏枯草15克，丹参15克，甘草20克。

【用法】每日1剂，水煎早、晚服。

【功效】酸甘化阴，缓急止痛。

【主治】三叉神经痛。

【来源】世界中西医结合杂志，2011，6（3）

❧·祛风散寒止痛汤·❧

【组成】生麻黄6克，防风10克，白芍12克，桂枝10克，川芎15克，细辛3克，全蝎10克，白芷10克，蒺藜30克，红花10克，延胡索10克，甘草6克。

【用法】每日1剂，水煎服。

【功效】解表散寒，温经通络止痛。

【主治】风寒阻络型三叉神经痛。

【来源】河南中医，2011，31（7）

❧·祛风化痰止痛汤·❧

【组成】天麻12克，蝉蜕12克，全蝎10克，蜈蚣2条，川芎30克，蔓荆子12克，僵蚕12克，葛根30克，白芷12克，白附子8克，制乳香10克，制没药10克，生石膏30克，甘草6克。

【用法】水煎服。

【功效】祛风化痰，通络止痛。

【主治】风痰阻络型三叉神经痛。

【来源】河南中医，2011，31（7）

❦·柴葛解肌汤加减·❧

【组成】柴胡15克，葛根30克，石膏30克，白芷30克，黄芩15克，川乌3克，草乌3克，细辛3克，吴茱萸9克，白芍30克，苍术15克，川芎12克，栀子12克，甘草6克，香附12克。

【用法】水煎取400毫升，分早、晚2次服，每日1剂。

【功效】清肝和胃，祛风止痛。

【主治】肝火上炎，胆胃郁热型三叉神经痛。

【来源】现代中医药，2015，35（4）

❦·息痛饮·❧

【组成】龙胆10克，地龙30，桃红各10克，豨莶草30克，煅磁石30克，石决明30克，全蝎10克，蜈蚣1~5条，钩藤30克，菊花15克，天麻10克。

【用法】水煎服，每日1剂，分2次服。

【功效】清热平肝，息风通络止痛。

【主治】肝风上扰，肝经痰热，胃火上炽型三叉神经痛。

【来源】天津中医，1992（5）

❦·息风通络止痛汤·❧

【组成】当归尾15克，牡蛎15克，丹参15克，地龙10克，白芍10克，红花10克，钩藤10克，桃仁10克，蜈蚣2条，甘草6克。

【用法】水煎取300毫升，每日1剂，分2次服用。

【功效】活血通络，止痉息风。

【主治】风邪阻滞，脉络瘀阻型三叉神经痛。

【来源】实用中医内科杂志，2020（4）

·息风镇痛汤·

【组成】天麻6克，钩藤6克（后下），全蝎8克（杵粉吞服），蜈蚣1条（杵粉吞服），生白芍12克，细辛3克，白附子5克，僵蚕6克，蒺藜6克，菊花10克，川芎6克，柴胡6克，防风6克，白芷6克，羌活6克。

【用法】水煎服，每日1剂。

【功效】平肝息风。

【主治】肝风上攻型三叉神经痛。

【来源】山西中医，1993（3）

·息风止痛饮·

【组成】天麻、川芎、蒺藜、白芍、蜈蚣、红花、黄芩、栀子、钩藤、全蝎、荜茇。

【用法】每日1剂，分早、晚2次服。

【功效】平肝息风，清热泻火，活血通络。

【主治】风火上扰清窍，瘀血阻滞脉络型三叉神经痛。

【来源】现代中西医结合杂志，2016，25（33）

·相修平经验方1·

【组成】川芎12克，蝉蜕12克，蔓荆子12克，野菊花15克，连翘15克，葛根30克，生石膏30克，黄芩9克，栀子9克，皂角刺6克，僵蚕9克，细辛3克。

【用法】水煎服。

【**功效**】疏风清热，通络止痛。

【**主治**】邪热拂郁型三叉神经痛。

【**来源**】辽宁中医药大学学报，2009，11（3）

相修平经验方2

【**组成**】栀子12克，牡丹皮12克，赤芍15克，生地黄15克，黄芩12克，黄连9克，生石膏30克，细辛3克，川芎12克，羌活9克，防风9克，白芷9克，炙甘草6克。

【**用法**】水煎服。

【**功效**】清热泻火，疏风散寒。

【**主治**】火热内郁，风寒外束型三叉神经痛。

【**来源**】辽宁中医药大学学报，2009，11（3）

相修平经验方3

【**组成**】龙胆9克，栀子12克，泽泻30克，黄芩12克，柴胡9克，生地黄15克，车前草15克，淡竹叶9克，细辛3克，白芷9克，羌活9克，蒲公英30克，白芥子9克，赤芍15克，川芎9克。

【**用法**】水煎服。

【**功效**】清肝泻火，佐以通络止痛。

【**主治**】肝火上炎型三叉神经痛。

【**来源**】辽宁中医药大学学报，2009，11（3）

黄连温胆汤加减

【**组成**】黄连9克，枳实12克，竹茹12克，陈皮9克，清半夏9克，云茯苓30克，黄芩9克，生地黄15克，麦冬9，白芥子9克，胆南星6克，僵蚕9克，连翘15克，细辛3克，甘草6克。

【用法】水煎服。

【功效】清热化痰，通络止痛。

【主治】痰火上攻，郁闭经脉型三叉神经痛。

【来源】辽宁中医药大学学报，2009，11（3）

·血府逐瘀汤加减·

【组成】柴胡9克，枳实12克，川芎9克，红花9克，赤芍12克，桃仁9克，生地黄15克，川牛膝15克，桔梗9克，炒地龙9克，细辛3克，白芷9克，甘草6克。

【用法】水煎服。

【功效】活血化瘀，通络止痛。

【主治】瘀血阻络型三叉神经痛。

【来源】辽宁中医药大学学报，2009，11（3）

·二陈桃红汤·

【组成】陈皮9克，清半夏9克，白术15克，茯苓20克，白芥子9克，胆南星6克，桃仁15克，红花9克，当归12克，川芎9克，赤芍20克，细辛3克，皂角刺6克，甘草6克。

【用法】水煎服。

【功效】化瘀祛痰，通络止痛。

【主治】痰瘀痹阻型三叉神经痛。

【来源】辽宁中医药大学学报，2009，11（3）

·小柴胡汤加味·

【组成】北柴胡10克，黄芩10克，法半夏10克，白芍15克，防风15克，白芷15克，夏枯草20克，菊花10克，川芎30克，羌活15克，全蝎10克（研冲服），钩藤15克，天麻20克。

风火型加蔓荆子6克，青黛6克，生石膏30克；风寒型加藁本10克，细辛3克，荜茇10克；久病入络型加桃仁10克，红花10克，地龙6克，姜黄6克。

【用法】水煎服，每日1剂，10剂为1个疗程，连用1~3个疗程。

【功效】清肝泻火，化痰祛风，活血止痛。

【主治】三叉神经痛。

【来源】吉林医学，2011，32（16）

辛芷姜虫散汤

【组成】细辛3克，白芷、姜黄各9克，川芎、柴胡、熟地黄、茯苓、菊花各15克，全蝎、蜈蚣各6克。

【用法】每日1剂，文火煎煮，分2次温服。

【功效】祛风散寒，活血通络。

【主治】三阳经筋受邪结聚型三叉神经痛。

【来源】陕西中医，2005，26（7）

芎附全蜈干姜汤

【组成】川芎30克，赤芍30克，干姜15克，细辛3克，大黄5克，延胡索15克，桂枝15克，姜黄10克，制附片10克，全蝎10克，蜈蚣2条，僵蚕10克。

风寒阻络者加川乌、羌活、麻黄、防风；风热上袭者加生石膏、黄芩、金银花、连翘；痰湿壅阻者加姜半夏、石菖蒲、白芥子；肝郁气结者加柴胡、郁金、香附；阴虚阳亢者加天麻、蒺藜、牛膝；气血虚弱者加黄芪、当归、党参；瘀血阻络者加当归、桃仁、红花等。

【用法】每剂中药加生姜、大枣、酒、葱为引，水煎服。

【功效】温经通络涤痰。

【主治】清阳被扰，经脉寒瘀型三叉神经痛。

【来源】光明中医，2011，26（3）

❧ 养脑调神二号胶囊 ❧

【组成】川芎240克，白芷、菊花、桑叶、藁本、蔓荆子、防风、羌活、远志、枸杞子、合欢皮各120克，橘络72克，三七240克，细辛36克，生磁石360克。

【用法】诸药共为细末装2号胶囊，每次5粒，每日3次，早、晚服。

【功效】祛风活血，潜阳息风。

【主治】三叉神经痛。

【来源】贵阳中医学院学报，1994（3）

❧ 养血平肝汤加味 ❧

【组成】旋覆花10克（布包），代赭石15克，生石膏30克（先煎），当归10克，川芎10克，生地黄15克，杭白芍15克，木瓜10克，香附10克，生甘草10克，红花10克，全蝎3克（研末冲服）。

兼见面赤目红、视物昏花者加钩藤、菊花、佩兰、石决明；兼见烦躁、舌红者重用生地黄、白芍，再加赤芍、牡丹皮、盐炒知母、盐炒黄柏；兼见心肾不交、夜寐不安者可加首乌藤、炒酸枣仁、制远志。

【用法】每日1剂，水煎取汁，早、晚各服1次。2个月为1个疗程，一般连续服用1~3个疗程。

【功效】养血平肝，活血化瘀，祛瘀通络止痛。

【主治】血虚肝旺，痰瘀阻络型三叉神经痛。

【来源】中国中医急症，2005，14（1）

彝药龙氏痛消方

【组成】灯盏细辛、地黄连、钩藤、杜仲、狗脊、僵蚕、蝉蜕、地龙、全蝎、蜈蚣、当归、白芍、飞龙掌血、生黄芪、五指毛桃。

【用法】每日1剂，水煎服，分早、晚2次。

【功效】疏肝降火。

【主治】肝胆火盛，情志不和型三叉神经痛。

【来源】中国社区医师，2015，31（7）

引火汤合芍药甘草汤

【组成】熟地黄90克，巴戟天、天冬、麦冬、白芍、炙甘草各30克，茯苓15克，五味子6克，肉桂5克。

【用法】每日1剂，每个疗程5日，疗程间休息2日，共治疗4个疗程。

【功效】引火归原，柔肝缓急。

【主治】肾水亏乏，雷火上燔型三叉神经痛。

【来源】新中医，2015，47（6）

王庆吉经验方

【组成】柴胡6克，香附10克，薄荷3克，连翘10克，黄芩10克，栀子10克，赤芍10克，丹参20克，党参6克，半夏6克，桔梗6克，川牛膝6克，甘草5克。

【用法】水煎服。

【功效】疏肝解郁，清透郁热，通络止痛。

【主治】肝胆郁热型三叉神经痛。

【来源】中国农村医学，1996，24（3）

～・王志鹏经验方・～

【组成】生石膏30克，炒青皮15克，生白芍25克，柴胡10克，赤芍25克，生麻黄10克，细辛3克，泽兰15克，炙甘草10克。

【用法】水煎服。

【功效】疏肝泻热利水。

【主治】肝郁气滞水停，筋脉瘀滞。

【来源】现代医学，2013，41（9）

～・加味芎归汤・～

【组成】川芎30克，当归15克，细辛3克，白芷15克，蜈蚣2条（研末冲服），延胡索10克，桃仁15克，红花15克，白芍20克，赤芍15克，酸枣仁20克，生、熟地黄各15克，远志10克，甘草5克。

【用法】每日1剂，水煎分3次服，每次150毫升。

【功效】祛风化瘀通络。

【主治】久病入络，瘀血阻络型三叉神经痛。

【来源】中国中医药现代远程教育，2013，11（1）

～・芍药甘草汤加减・～

【组成】忍冬藤60克，白芍30克，甘草15克，僵蚕30克，全蝎10克，地龙20克，蜈蚣2克，蝉蜕30克，木瓜18克。

【用法】每日1剂，水煎分早、晚2次服。

【功效】养肝舒筋，祛风化痰，通络止痛。

【主治】肝阴不足，肝风内动，络脉瘀滞型三叉神经痛。

【来源】光明中医，2015，30（1）

清胃散加减

【组成】生石膏60克，知母、牡丹皮、生地黄各20克，黄连10克，当归、桔梗各15克，升麻、生甘草各12克。

【用法】每日1剂，水煎服。

【功效】清胃泻火。

【主治】胃蕴积热，循经上扰型三叉神经痛。

【来源】新中医，2005，37（9）

疏肝息风通络汤

【组成】珍珠母（先煎）、牡蛎（先煎）、白芍、丹参各30克，蜈蚣2条，生甘草、山茱萸、枸杞子各15克。

【用法】每日1剂，水煎服。

【功效】平肝息风，通络止痛。

【主治】肝肾阴虚，风阳上扰，络脉不通型三叉神经痛。

【来源】新中医，2005，37（9）

选奇汤加减

【组成】羌活、防风、白芷各12克，黄芩、生甘草各10克。

【用法】每日1剂，水煎服。

【功效】疏络祛风，内清郁热。

【主治】郁热内伏，风邪外袭型三叉神经痛。

【来源】新中医，2005，37（9）

赵锡武经验方

【组成】石膏30克，葛根20克，黄芩9克，赤芍15克，荆芥穗12克，钩藤15克，薄荷（后下）9克，炒苍耳子12克，全蝎6克，蜈蚣3条，醋柴胡12克，炒蔓荆子12克。

目痛甚者加桑叶9克，菊花9克，牙痛甚者加细辛3克，生地黄12克，牛膝12克。

【用法】水煎服，每日1剂，水煎400毫升，早、晚分服。疗程14~30日。

【功效】祛风散火，活血消肿。

【主治】胃肠燥热，肝胆风火，邪壅经络型三叉神经痛。

【来源】新疆中医药，2018，36（3）

镇脑宁胶囊

【组成】猪脑粉、细辛、丹参、水牛角浓缩粉、川芎、天麻、葛根、藁本、白芷。

【用法】每次4粒，每日3次。

【功效】息风通络。

【主治】三叉神经痛。

【来源】中医临床研究，2016，8（19）

正天丸

【组成】羌活、川芎、钩藤、细辛、麻黄、鸡血藤、独活、附子、当归、桃仁、红花、白芍、防风等。

【用法】每次6克，每日3次，疗程30日。

【功效】柔肝解痉，活血通络。

【主治】三叉神经痛。

【来源】临床医学工程，2009，16（11）

·· 止痛Ⅱ号颗粒 ··

【组成】川芎30克，吴茱萸9克，白芍10克，延胡索20克，白芷12克，细辛3克。

【用法】每日1剂，温水冲成1杯，早、晚各服半杯。

【功效】疏肝敛阴，行气止痛。

【主治】肝郁化火，上犯清窍型三叉神经痛。

【来源】中医临床研究，2011，3（17）

·· 止痛散 ··

【组成】黄芩10克，川芎10克，葛根10克，石膏15克，知母10克，白芷6克，细辛3克，柴胡10克，薄荷10克，防风10克，甘草3克。

太阳经头痛宜加羌活、蔓荆子；少阳经头痛宜加柴胡、黄芩、川芎；阳明经头痛宜加白芷、葛根；少阳经头痛宜加细辛、磁石；厥阴经头痛宜加藁本、吴茱萸。

【用法】以上诸药共研细末，每次6克，每日3次，温开水送服。

【功效】疏风清热，泻火止痛。

【主治】三叉神经痛。

【来源】吉林中医药，1992（4）

·· 止痛汤 ··

【组成】天麻10克，菊花15克，川芎10克，羌活10克，白芷10克，牛膝12克，白术12克，黄芩10克，枳实12克，当归12克，白芍10克，焦三仙各10克。

风邪外袭者，加白附子10克，僵蚕10克，防风10克；肝火上炎者，加石决明（先煎）30克，全蝎（研冲）3克，耳鸣加酸枣仁12~15克，茯苓9~12克；持续高血压、年龄较大者加磁石（先煎）30克。

【用法】每日1剂，水煎分2次服。

【功效】解表祛风胜湿，平抑肝阳，活血化瘀，通络止痛。

【主治】外邪侵袭，肝郁气滞，痰瘀阻滞型三叉神经痛。

【来源】实用医技杂志，2006，13（17）

远昭经验方1

【组成】生石膏60克，白芷10克，川芎15克，菊花15克，蔓荆子12克，细辛3克，大黄12克（后下），芒硝6克（冲服）。

【用法】水煎服。

【功效】泻热通腑，息风止痛。

【主治】风火上炎，上犯三阳型三叉神经痛。

【来源】河南中医，1991，11（4）

远昭经验方2

【组成】桃仁12克，红花10克，当归15克，生地黄12克，赤芍15克，川芎15克，枳壳10克，桔梗10克，胆南星10克，全蝎10克，蜈蚣3条，炙水蛭9克，甘草6克。

【用法】水煎服。

【功效】活血化瘀，涤痰通络。

【主治】痰瘀阻络型三叉神经痛。

【来源】河南中医，1991，11（4）

·蒋利群经验方·

【组成】生牡蛎30克，石决明30克，白芍30克，甘草15克，丹参15克，赤芍10克，川芎10克，地龙15克。

阴虚明显者，加生地黄30克，枸杞子15克；肝火偏旺者，加夏枯草15克，龙胆10克。

【用法】每日1剂，水煎分2次服。

【功效】潜阳祛瘀通络。

【主治】三叉神经痛。

【来源】四川中医，2006，24（7）

·泻火滋阴止痛汤·

【组成】生白芍30克，白茅根10克，桑叶4克，菊花4克，桑白皮30克，竹茹4克，石斛10克，玄参10克，僵蚕12克，石菖蒲15克，麦冬30克，延胡索15克，甘草9克。

【用法】水煎服。

【功效】清热泻火，滋阴止痛。

【主治】火热偏盛型三叉神经痛。

【来源】中医药研究，1990（3）

·祛风温经止痛汤·

【组成】川芎30克，天麻6克，制川乌6克，细辛3克，白芷9克，藁本9克，苍耳子9克，白附子6克。

【用法】水煎服。

【功效】祛风散寒，温经通络。

【主治】风寒偏盛型三叉神经痛。

【来源】中医药研究，1990（3）

～· 活血止痛汤 ·～

【组成】川芎20克，赤芍30克，全蝎10克，丹参15克，延胡索15克，细辛3克，升麻15克，骨碎补15克，荆芥15克，甘草10克，地龙30克，天麻9克。

【用法】水煎服。

【功效】活血通络，息风涤痰。

【主治】痰血瘀阻型三叉神经痛。

【来源】中医药研究，1990（3）

～· 菊花茶调散加减 ·～

【组成】菊花15克，薄荷20克，蔓荆子、防风、川芎各10克。

发热重加石膏20克，桑叶10克；疼痛剧烈加白芷、葛根各10克。

【用法】水煎服。

【功效】祛风清热。

【主治】风热型三叉神经痛。

【来源】陕西中医，2009，30（3）

～· 八珍汤加减 ·～

【组成】党参20克，甘草、白芍、当归、川芎、黄芪各10克，白术、熟地黄各15克，大枣5克。

血瘀者加红花、桃仁、赤芍各10克。

【用法】水煎服。

【功效】补气养血。

【主治】气血虚弱型三叉神经痛。

【来源】陕西中医，2009，30（3）

·天麻钩藤饮加减·

【组成】天麻、杜仲、桑寄生、龙胆、栀子各10克，钩藤15克（后下），生石决明20克（包煎），黄芩5克。

疼痛剧烈，目赤，口苦，烦躁易怒者加柴胡、菊花、川芎、蔓荆子各10克，石膏30克。

【用法】水煎服。

【功效】平肝潜阳。

【主治】肝阳上亢型三叉神经痛。

【来源】陕西中医，2009，30（3）

·三叉Ⅰ号·

【组成】川芎、白芷、蔓荆子、生石膏各50克，栀子、青黛、胆南星、蝉蜕各10克，姜黄20克。

【用法】水煎服。

【功效】疏风泄热。

【主治】风火型三叉神经痛。

【来源】新医药学杂志，1978（1）

·三叉Ⅱ号·

【组成】川芎、白芷各50克，制川乌、藁本各15克，细辛3克，荜茇20克，甘草10克。

【用法】水煎服。

【功效】搜风散寒。

【主治】风寒型三叉神经痛。

【来源】新医药学杂志，1978（1）

·三叉Ⅲ号·

【组成】川芎50克，防风、桃仁、红花、地龙、半夏、制水蛭各15克，蜈蚣4条，姜黄25克。

【用法】水煎服。

【功效】活血化瘀。

【主治】久病入络型三叉神经痛。

【来源】新医药学杂志，1978（1）

·祛风活血汤·

【组成】白附子、全蝎、僵蚕、蝉蜕、牡丹皮、天麻各50克，桂枝100克，川芎、丹参各20克，红花10克。

偏寒加白芷及细辛，偏热加石膏及黄芩。

【用法】水煎服，每日1剂，早、晚各服1次，连续用药1个月，用药期间注意饮食，尽量不食用油腻食物及刺激性食物，同时注意饮食有节，起居有常，劳逸结合，保持充足的睡眠。

【功效】活血化瘀，通络祛风。

【主治】风火瘀阻型三叉神经痛。

【来源】中西医结合心血管病杂志，2018，6（9）

·温胆汤加减·

【组成】陈皮12克，半夏10克，茯苓18克，远志12克，石菖蒲18克，钩藤15克，白芍25克，石决明25克，当归15克，郁金12克，丹参15克，龙骨18克。

【用法】水煎服，每日1剂。

【功效】平肝息风，化痰通络。

【主治】风痰阻络型三叉神经痛。

【来源】河北中医，1991，13（8）

☙ · 牵正散合玉真散加减 · ❧

【组成】生地黄30克，细辛3克，胆南星6克，赤芍15克，鸡血藤15克，延胡索15克，川芎15克，茯苓15克，钩藤15克，防风15克，白芷10克，白附子10克，炒僵蚕10克，郁金10克，陈皮10克，白芨10克。

【用法】水煎服，每日1剂，分早、晚2次温服，共用药7日。

【功效】疏风化痰通络。

【主治】痰湿血瘀型三叉神经痛。

【来源】当代医药论丛，2020，18（5）

☙ · 独活寄生汤加减 · ❧

【组成】独活50克，牛膝10克，秦艽20克，防风20克，细辛3克，桂心15克，桑寄生20克，熟杜仲20克，云茯苓15克，当归20克，白芍20克，生地黄20克，川芎15克，甘草10克。

辨证加减：寒邪偏重而痛甚者，加附子10克，毛冬青50克散寒止痛；顽痹日久不愈，加白花蛇20克，乌梢蛇20克搜风止痛。

【用法】以上诸药加水1500毫升，煎取300毫升，分3次温服，每次服时兑入白酒10毫升以增加药效，每日1剂。

【功效】补肝肾，祛风湿，止痹痛。

【主治】肝肾不足，气血亏虚型三叉神经痛。

【来源】中国社区医师，2010，12（27）

☙ · 引火汤加减 · ❧

【组成】熟地黄60~90克，麦冬30克，天冬30克，巴戟天30克，茯苓20克，五味子10克，白芍60~100克，炙甘草30克，全蝎10克，蜈蚣2条，砂仁15克（与熟地黄拌捣），细辛3克。

脾胃虚弱，易致滑泄加姜炭10克。

【用法】每日1剂，两煎混匀取汁300毫升，早、晚温服。

【功效】滋水引火归原，柔肝缓急。

【主治】肾水亏乏，虚火上扰型三叉神经痛。

【来源】中国中医急症，2008，17（12）

逐瘀活络方

【组成】麝香0.5克（包煎、另煎），老葱15克，赤芍、川芎、桃仁、红花、木香、香附、全蝎、蜈蚣、土鳖虫各10克，秦艽20克，当归6克，甘草6克。

【用法】水煎取汁200毫升，分早、晚2次服完，每日1剂，连续服用4周。

【功效】活血通窍，祛风通络。

【主治】三叉神经痛。

【来源】吉林中医药，2018，38（4）

面风止痛汤

【组成】土茯苓60克，白芍30克，生牡蛎20克，丹参20克，白附子6克，僵蚕12克，全蝎6克，蜈蚣3条，甘草5克。

【用法】水煎服，每日1剂。

【功效】搜风祛痰，化瘀解毒，平肝止痛。

【主治】风痰瘀毒型三叉神经痛。

【来源】中国中医药现代远程教育，2011，9（5）

滋肾祛风汤

【组成】干地黄、枸杞子、白芍、川芎各15克，制何首乌、白芷各12克，全蝎、蜈蚣各4克（分冲），制川、草乌各10克，炙甘草6克。

【用法】每日1剂，煎2次取汁（头煎文火大于60分钟），混合后均分2次服用，1疗程为30日。

【功效】滋养肝肾，祛风止痛。

【主治】三叉神经痛。

【来源】陕西中医，2010，31（9）

川芎止痛汤

【组成】川芎9克，白芷9克，细辛3克，羌活9克，蔓荆子9克，僵蚕9克，防风9克，升麻9克，柴胡9克，甘草6克。

【用法】煎服，每日1剂，药渣加水2升，沸后热敷患处，每次15~20分钟，每日3次。

【功效】息风祛火止痛。

【主治】三叉神经痛。

【来源】社区医学杂志，2006，4（6）

祛风通络止痛汤

【组成】僵蚕6克，全蝎6克，天麻10克，蜈蚣2条，白芷10克，川芎10克，当归10克，钩藤10克。

以外风为主，加羌活10克，防风10克，柴胡10克，菊花10克；兼气滞血瘀，加桃仁8克，红花10克，赤芍10克，姜黄10克，石决明10克。

【用法】水煎服，每日1剂，5日为1个疗程。

【功效】祛风通络止痛。

【主治】三叉神经痛。

【来源】中医药现代远程教育，2007，5（11）

∽· 三叉定痛汤 ·∾

【组成】当归25克，川芎10克，僵蚕10克，天麻15克，白附子6克，沙参15克，全蝎3克，生地黄15克，黄柏9克，枸杞子15克，菊花10克，蔓荆子12克，生山药10克，陈皮10克，桔梗6克，生甘草6克。

【用法】每日1剂，水煎2次共约400毫升，分2次早、晚饭后1小时温服。

【功效】息风定惊，祛痰通络，滋养肝肾，健脾养胃。

【主治】三叉神经痛。

【来源】中西医结合心脑血管病杂志，2006，4（10）

∽· 头痛逐瘀汤 ·∾

【组成】川芎30克，赤、白芍各15克，当归尾9克，红花9克，炒桃仁12克，天麻9克，柴胡9克，白芷9克，地龙9克，甘草6克，全蝎6克（研末分2次冲），蜈蚣2条（研末分2次冲）。

辨证加减：肝阳上亢去柴胡，加石决明、菊花、钩藤；肝火上炎加龙胆、黄芩、栀子；肝风盛加钩藤、僵蚕、蒺藜、蝉蜕，甚者加羚羊角粉；阴虚火旺去柴胡、枳壳，加玄参、黄柏、知母；风寒外袭加麻黄、附子、细辛、防风；面部、口唇发麻加黄芪；胃火盛加生石膏、知母；便秘加大黄；头痛剧加乳香、没药。

【用法】每剂水煎2次，合成400毫升，早、晚各服1次，每次200毫升。孕妇忌服。

【功效】养阴柔肝，活血化瘀，平肝息风。

【主治】三叉神经痛。

【来源】工企医刊，2013（1）

❧ · 消痛散 · ❧

【组成】葛根150克，生石膏250克，黄芩100克，柴胡100克，蔓荆子60克，钩藤100克，全蝎120克，蜈蚣100克，赤芍100克，细辛50克，生地黄、牛膝各80克，甘草60克。

【用法】研成细末，过200目筛，分装成500粒胶囊，每次口服5~10粒，每日3次。

【功效】清火活血止痛。

【主治】三叉神经痛。

【来源】黑龙江中医药，2000（2）

❧ · 面痛止痛散 · ❧

【组成】白附子100克，全蝎150克，僵蚕200克，川芎200克，白芷200克，桂枝200克。

【用法】将上药分别碾成粉末，过100目筛，搅拌均匀，装入胶囊，每粒0.5克。每日服2次，每次4粒，用热酒调服，10日为1个疗程，一般治疗2~3个疗程。

【功效】祛风止痛，化痰通络。

【主治】三叉神经痛。

【来源】中医中药，2009，47（14）

❧ · 加味五白汤 · ❧

【组成】白芷、蒺藜、白附子、僵蚕各9克，地龙15克，全蝎、蜈蚣各5克，白芍、川芎各30克，肉桂1.5克。

因寒而触发者，白芷可加至15克，加制川乌、制草乌各6克；因热而发者，加菊花9克，决明子15克；大便干结或闭塞者加生大黄6~9克。

【用法】水煎服。

【功效】潜阳止痛，活血通络。

【主治】三叉神经痛。

【来源】现代诊断与治疗，2017，28（19）

第二节　外用方

白乌膏

【组成】生川乌15克，生草乌15克，白芷15克，铅丹100克，香油100克。

【制法】将上药用香油浸泡24小时，然后文火煎药，炸焦去渣，在油中徐徐加入铅丹成膏状，再将药倒入冷水浸24小时（去火毒）备用。亦可将上药煎成汤剂，加水200毫升，煎至60~80毫升盛瓶中备用。

【用法】发作频繁、疼痛剧烈者，将中药汤剂浸纱布折叠数层湿敷患处，一般1~2日疼痛可减轻。继将膏剂少许加热摊在纱布块上（依疼痛部位剪成圆形或长条）贴在患处，每5日换药1次。

【功效】祛风通络止痛。

【主治】三叉神经痛。

【来源】新中医，1980（2）

·细辛马钱散·

【组成】细辛一钱，马前子二钱，麝香一分，冰片二分。

【用法】以上四味共为细末，散布于胶布上，贴敷于患侧下关穴。

【功效】搜风止痛。

【主治】三叉神经痛。

【来源】河南医学院学报，1975（1）

·蜈蝎酊·

【组成】蜈蚣3条，全蝎10克，金钱白花蛇5克。

【用法】将上药放入75%乙醇100毫升中浸泡7日后可用。外涂。

【功效】祛风止痛。

【主治】面痛。

【来源】中西医结合实用临床急救，1996，3（6）

·药物涂搽法·

【组成】当归、川芎、细辛、红花、乳香、没药、丹参各10克，冰片5克。

【用法】75%乙醇100毫升密封浸泡7日后涂患处。

【功效】活血化瘀。

【主治】三叉神经痛。

【来源】医疗保健，2011（3）

·药膏贴敷法·

【组成】地龙、全蝎、细辛、蜈蚣各等份。

【用法】研为细末，每次取适量药末，以药酒调为稀糊状，外敷疼痛侧太阳穴处，包扎固定，每日换药1次。

【功效】祛风通络。

【主治】三叉神经痛。

【来源】医疗保健，2011（3）

· 药膏点眼法 ·

【组成】秦皮、黄芪、木香、黄连、玄参各30克。

【用法】共研细末，以适量水浸泡3日，取药汁加入蜂蜜100克熬为药膏，点眼角，每日3~5次。

【功效】清热泻火。

【主治】三叉神经痛。

【来源】医疗保健，2011（3）

· 药物搐鼻法 ·

【组成】细辛、胡椒（或川椒）各10克，干姜6克，白酒15~30毫升。

【用法】加水适量煮沸，用纸筒将药液蒸气吸入鼻腔，每次10分钟，每日2次。

【功效】止痛。

【主治】三叉神经痛。

【来源】医疗保健，2011（3）

· 药液熏耳法 ·

【组成】透骨草30克，川芎、细辛、白芷各15克，僵蚕5克。

【用法】加水煮沸。取一张厚纸，中间穿直径2厘米孔，熏患侧耳孔及疼痛部位。每次10~20分钟，每日2~3次，每剂可用2~3日。

【功效】祛风活血通络。

【主治】三叉神经痛。

【来源】医疗保健，2011（3）

·✤· 药物贴足法 ·✤·

【组成】吴茱萸5克。

【用法】研为细末，加面粉少许，以水调成稀糊状，外敷双足心涌泉穴。每日1换，连用7~10日。

【功效】引火下行。

【主治】三叉神经痛。

【来源】医疗保健，2011（3）

·✤· 药物敷脐法 ·✤·

【组成】猪蹄甲、厚朴、白芍、乳香、没药各等份。

【用法】研为细末。每次取药末适量，以黄酒调为稀糊状外敷肚脐。每日1换，连用5~7日。

【功效】活血通络。

【主治】三叉神经痛。

【来源】医疗保健，2011（3）

·✤· 药物热熨法 ·✤·

【组成】生乌头（川、草乌均可）、生天南星、生白附子各等量。

【用法】研成细末。每次取30克，加鲜姜15克，葱50克，捣烂如泥，用纱布包好，热熨疼痛穴位及患侧神经走向穴位。每日1次，连用3~5日。

【功效】止痛。

【主治】三叉神经痛。

【来源】医疗保健，2011（3）

·ᓆᘉ· 药物足浴法 ·ᕫ·

【组成】当归、川芎、三七、延胡索、白芍、麻黄、川椒、细辛各10克。

【用法】水煎取汁浸泡双足。每日2次，每次10~30分钟，连用1周。

【功效】活血化瘀，辛温通络。

【主治】三叉神经痛。

【来源】医疗保健，2011（3）

·ᓆᘉ· 药枕疗法 ·ᕫ·

【组成】菊花、川芎、天麻、细辛、当归、延胡索、蔓荆子、红花、防风、白芷、藁本各等份。

【用法】研为细末，作枕芯用，连用1~2个月。

【功效】祛风活血止痛。

【主治】三叉神经痛。

【来源】医疗保健，2011（3）

·ᓆᘉ· 祛风活血止痛散 ·ᕫ·

【组成】全蝎10克，地龙10克，蝼蛄3条，五倍子10克，生天南星10克，生半夏10克，木香10克。

【用法】上药共为细末，加适量面粉，用酒调成2个药饼，敷于太阳穴上，每日1次，每次20~30分钟，7日为1个疗程。

【功效】祛风活血止痛。

【主治】风邪内客，瘀阻血脉。

【来源】中国社区医师，2006，8（20）

⌘ · 乌头止痛酊 · ⌘

【组成】川乌10克，草乌10克，川椒10克，生麻黄5克，生半夏15克，生天南星15克。

【用法】上药共为细末，浸泡于少量酒精中，2日后即可使用，疼痛发作，随时涂抹，缓解后每日2次。

【功效】麻醉止痛。

【主治】三叉神经痛。

【来源】中国社区医师，2006，8（20）

⌘ · 乌夏膏 · ⌘

【组成】生川乌、生半夏各等份。

【用法】上药共研细末，用葱白把研好的药末调成膏状，每次取玉米粒大小一块药团置于2厘米×2厘米纱布或伤湿止痛膏上贴于患侧太阳穴和颧髎穴。每日换药1次，1周为1疗程。

【功效】通络止痛。

【主治】三叉神经痛。

【来源】河北中医，1991，13（8）

第二章　带状疱疹后遗神经痛

带状疱疹是因感染水痘-带状疱疹病毒引起的急性病毒性疾病，临床表现以簇集性水疱沿身体一侧周围神经呈带状分布，伴显著神经痛为特征，皮疹消退后常遗留暗褐色色素沉着。本病可发生于任何年龄，尤其多见于中老年人。好发于冬春两季，一般愈后不再复发，带状疱疹发生后1个月（及以上）仍觉原皮损区表皮及（或）皮下剧烈疼痛，则为带状疱疹后遗神经痛（postherpetic neuralgia，PHN），是带状疱疹最常见的并发症。疼痛常呈刀割样、针刺样或电击样。PHN患者常伴情感、睡眠及生命质量的损害。表现为焦虑、抑郁、注意力不集中等，还常出现多种全身症状，如慢性疲乏、厌食、体重下降、缺乏活动等。严重者影响患者正常工作及生活。寻找有效的治疗方法一直是临床探讨的重点。

随着人口老龄化进程的加快，带状疱疹后遗神经痛的发病率呈上升趋势，年龄大于40岁的带状疱疹患者10%可留有后遗神经痛，年龄大于50岁患者发生后遗神经痛比例为25%~50%，年龄大于70岁者达75%以上。部分患者因不堪长期忍受疼痛而选择神经阻断等疗法，但因其风险和创伤性而被大部分患者拒绝。中医疗法在带状疱疹后遗神经痛治疗方面有其独特的优势和疗效。因其较好的止痛作用，以及创伤小的优势，成为治疗带状疱疹后遗神经痛的主要物理治疗手段。

一、中医学对PHN的认识

带状疱疹，中医名"蛇串疮""缠腰火丹""火带疮"等。中医学对带状疱疹的描述最早见于《诸病源候论》，较明确地叙述了其常见发病部位及特点。《诸病源候论·疮病诸候》一篇中云"绕腰生，状如颤带"，描述了带状疱疹常呈带状分布于腰侧，皮疹呈簇集状的特点。《外科大成·缠腰火丹》云："初生于腰，紫赤如疹，或起水疱，痛如火燎。"描述了带状疱疹的皮损特点，红色或紫红色疱疹、丘疱疹，热痛明显。

【病因病机】

带状疱疹与心、肝、肺、脾病变及外感湿热邪毒有关。或因情志内伤，肝气郁结，久而化火妄动，以致心肝之火外炎，火热之邪侵犯人体血分，可聚于局部，腐蚀血肉，蕴积肌肤而发，或肝、脾湿热内苗，苗久外泛肌肤，再兼感受湿热邪毒，风、湿外邪与内热搏结而起。带状疱疹后遗神经痛的病因病机主要为年老体虚或正气不足，致使湿热、邪毒侵袭，正不胜邪而致气滞血瘀；亦可因年老体虚、正气不足，驱邪无力，病久耗伤气血，气虚血亏而血脉迟滞，"久病致瘀""久病多瘀"，而见血瘀之证候，或气血亏乏而虚，不荣致痛。

【辨证分型】

1.肝经郁热 皮损鲜红，疱壁紧张，灼热刺痛，口苦咽干，烦躁易怒，大便干或小便黄。舌质红，舌苔薄黄或黄厚，脉弦滑数。

2.脾虚湿蕴 颜色较淡，疱壁松弛，口不渴，食少腹胀，大便时溏。舌质淡，舌苔白或白腻，脉沉缓或滑。

3.气滞血瘀 皮疹消退后局部疼痛不止。舌质暗，苔白，脉弦细。

4.肝肾阴虚 皮疹消退后遗留疼痛，迁延不愈，头晕耳鸣，腰膝酸软。舌红，苔薄，脉细。

【治则治法】

本病病位在肝、胆，与心、肺、脾有密切联系。疱疹期病性多属实证、热证；后遗神经痛期多以正虚为主，虚实夹杂。本病总的治疗原则是：清热利湿，泻火解毒，行气解郁，通络止痛。早期治宜清热解毒，疏肝行气，通络止痛；后期治宜益气养阴，活血化瘀，通络止痛。

二、西医学对PHN的认识

【病因病理】

带状疱疹是水痘-带状疱疹病毒引起的，初次感染后病毒进入皮肤的感觉神经末梢，逐渐沿脊髓后根或三叉神经节神经纤维向中心移动，最后长期潜伏在脊髓后根的神经节中，一旦机体的抵抗力下降或细胞免疫功能减弱，病毒可被再次激活，使受侵犯神经节发生炎症、坏死，导致神经痛。

PHN的发生机制目前不完全明了，神经可塑性是PHN产生的基础，其机制可能涉及：①外周敏化：感觉神经损伤诱导初级感觉神经元发生神经化学、生理学和解剖学的变化，引起外周伤害性感受器敏化，放大其传入的神经信号，并可影响未损伤的邻近神经元；②中枢敏化：中枢敏化是指脊髓及脊髓以上痛觉相关神经元的兴奋性异常升高或突触传递增强，从而放大疼痛信号的传递，包括神经元的自发性放电活动增多、感受域扩大、对外界刺激阈值降低、对阈上刺激的反应增强等病理生理过程；脊髓及脊髓以上水平神经结构和功能的改变，包括电压门控钙离子通道$\alpha_2 - \delta$亚基及钠离子通道表达上调、抑制性神经元的功能下降、支持细胞的坏死等，这些病理生理改变引起中枢敏化。相应的临床表现有自发性疼痛（spontaneous pain）、痛觉过敏（hyperalgesia）、痛觉超敏（allodynia）等。PHN持续疼痛的主要机制在于中枢敏化。③炎症反应：水痘-带状疱疹病毒的表达通过继发的炎症反应导致周围神经兴奋性及敏感性增加。④去传入（deafferentation）：初级传入纤维广泛变性坏死，中枢神经元发生去传入现象，引起继发性中枢神经元兴奋性升高，另外，还涉及交感神经功能异常。

【诊断】

诊断主要依据带状疱疹病史和临床表现，PHN的诊断不依赖于特殊的实验室检查，病毒培养和免疫荧光染色法可用于鉴别单纯疱疹和带状疱疹，病毒抗体的存在有助于确诊带状疱疹亚临床感染，特别是在发生无疱型带状疱疹的情况下。免疫过氧化物酶染色、组织病理学和Tzanck细胞学检查等其他检查有助于确定带状疱疹感染。

【治疗】

PHN治疗目的是：尽早有效地控制疼痛，缓解伴随的睡眠和情感障碍，提高生活质量。PHN的治疗应规范化，其原则是：尽早、足量、足疗程及联合治疗，许多患者的治疗可能是一个长期持续的过程。药物治疗是基础，应使用有效剂量的推荐药物，药物有效缓解疼痛后应避免立即停药，仍要维持治疗至少2周。药物联合微创介入治疗可有效缓解疼痛并减少药物用量及不良反应。

（一）药物治疗

治疗PHN的一线药物包括钙离子通道调节剂（普瑞巴林和加巴喷丁）三环类抗抑郁药（阿米替林）和5%利多卡因贴剂，二线药物包括阿片类药物和曲马多。

1.钙通道调节剂（普瑞巴林、加巴喷丁）　加巴喷丁和普瑞巴林可与电压门控钙离子通道（VGCC）的 $\alpha_2-\delta$ 亚基结合，减少兴奋性神经递质的过度释放，抑制痛觉过敏和中枢敏化。加巴喷丁的起始剂量为每日300mg，常用有效剂量为每日900~3600mg，患者有肾功能不全的应减量，主要不良反应为嗜睡和头晕。普瑞巴林是第二代钙离子通道调节剂，增强了与 $\alpha_2-\delta$ 亚基的亲和力,能够缓解PHN,改善睡眠和情感障碍。普瑞巴林剂量为每日150~600mg,不良反应与加巴喷丁相似。为避免头晕和嗜睡,两药均应遵循夜间起始、逐渐加量和缓慢减量的原则。

2. 三环类抗抑郁药(TCAs) 三环类抗抑郁药通过阻断突触前膜去甲肾上腺素和5-羟色胺的再摄取,阻断电压门控钠离子通道和α肾上腺素受体,调节疼痛传导下行通路,发挥镇痛作用。药物起效较慢,主要不良反应有过度镇静、认知障碍和心脏毒性(窦性心动过速、直立性低血压、心室异位搏动增加、心肌缺血甚至心源性猝死)。最常用的药物为阿米替林,首剂应睡前服用,每次12.5~25mg,根据患者反应可逐渐增加剂量,每日最大剂量150mg,有心脏病、青光眼、尿潴留等患者应慎用。老年患者发生不良反应的风险高,使用过程中要加强监测。

3. 利多卡因贴剂 利多卡因阻断电压门控钠离子通道,减少损伤后初级传入神经的异位冲动,从而减少PHN患者的痛觉。利多卡因贴剂起效快。最常见的不良反应为使用部位皮肤反应,如短暂瘙痒、红斑和皮炎。

4. 曲马多 曲马多可同时作用于μ-阿片受体和去甲肾上腺素/5-羟色胺受体起镇痛作用。曲马多可显著缓解PHN的烧灼痛、针刺痛及痛觉超敏现象,但对闪电样、刀割样疼痛效果不明显,其疗效弱于强阿片类药物,而耐受性优于强阿片类药物。不良反应与剂量相关,包括恶心、呕吐、头晕、便秘、尿潴留、嗜睡和头痛等,应遵循低剂量开始,缓慢逐渐加量的原则。起始剂量每次25~50mg,每日1~2次,每日最大量400mg。该药需逐步停药。

5. 阿片类镇痛药 阿片类镇痛药可以有效治疗PHN的烧灼痛、针刺痛及痛觉超敏,可作为二线治疗药物。常用药物有吗啡、羟考酮和芬太尼等。阿片类药物的不良反应包括恶心、呕吐、过度镇静、呼吸抑制等,在用药后1~2周内可能发生耐受。

（二）微创介入治疗

微创介入治疗是指在影像引导下以最小的创伤将器具或药物置入到病变组织，对其进行物理、机械或化学治疗的技术。临床用于PHN的微创介入治疗主要包括神经介入技术和神经调控技术。药物治疗是镇痛的基础，微创介入与药物联合应用治疗PHN可有效缓解疼痛，同时减少镇痛药物用量，减少不良反应，提高患者生活质量。

第一节 内服方

～◦· 四重汤加减 ·◦～

【组成】珍珠母（先煎）、牡蛎（先煎）、龙齿（先煎）、代赭石（先煎）各30克，大青叶、制乳香、制没药各10克，当归、瓜蒌皮、白芍各15克，全蝎5克，延胡索20克，蜈蚣2条。

【用法】将上述药物混合煎煮，每日1剂，加水量为药物的3倍，浓煎至100毫升，将药汁滤出放凉备用。早、晚空腹服用各1次，重症每日服用3次。服用后，可用所服药物的药渣敷患处。

【功效】重镇止痛，通经活络，和营卫化瘀滞，清热解毒。

【主治】带状疱疹后遗神经痛。

【来源】陕西中医，2007，28（2）

～◦· 旋覆花汤 ·◦～

【组成】旋覆花12克，豨莶草10克，桃仁15克，红花12克，当归15克，柴胡10克，郁金10克，川楝子10克，延胡索10克。

【用法】每日1剂，水煎早、晚分服。

【功效】行气活血，通经活络。

【主治】带状疱疹后遗神经痛。

【来源】河北中医，2007，29（1）

·刘寄奴黄连解毒汤·

【组成】黄芩25克，黄连20克，黄柏25克，栀子25克，龙胆25克，柴胡10克，刘寄奴20克，延胡索15克，乳香15克，没药15克，赤芍20克，生甘草6克。

【用法】每日1剂，水煎服。

【功效】清热解毒除湿，活血通络止痛。

【主治】带状疱疹后遗神经痛。

【来源】中医杂志，2008，49（9）

·肿痛安胶囊·

【组成】三七、天麻、僵蚕、白附子（制）、防风、羌活、天南星（制）、白芷。

【用法】口服，每次2粒，每日3次，小儿酌减。

【功效】祛风化痰，行瘀散结，消肿定痛。

【主治】带状疱疹后遗神经痛。

【来源】中国误诊学杂志，2008，8（28）

·活血祛瘀汤·

【组成】红花6克，乳香9克，没药9克，路路通10克，当归9克，桃红9克，三七3克，生地黄9克，川芎9克。

【用法】加水400毫升，头煎取汁100毫升，再煎加水400毫升取汁100毫升，两煎混合，分3次服用。每日1剂，服用2周。

【功效】活血祛瘀，通络止痛。

【主治】带状疱疹后遗神经痛。

【来源】四川省卫生管理干部学院学报，2008，27（1）

·调气和血汤·

【组成】生黄芪30克，党参15克，焦白术9克，生地黄30克，当归9克，丹参15克，柴胡9克，川楝子9克，枳实9克，延胡索12克，乳香9克，没药9克，生甘草3克。

血虚者，加大血藤30克，鸡血藤30克；阴虚者，加玄参9克，麦冬9克；脾虚者，加怀山药12克，茯苓12克；气滞血瘀作痛属寒者，加肉桂9克，淫羊藿15克，干姜9克；发于面部者，加菊花9克；发于眼部者，加谷精草15克，决明子12克；发于颈背部者，加葛根15克；发于上肢者，加片姜黄15克；发于腰部者，加桑寄生15克，杜仲9克。

【用法】每日1剂，水煎，分2次服。

【功效】调气搜毒，活血止痛。

【主治】带状疱疹后遗神经痛。

【来源】江苏中医药，2008，40（2）

·加味金铃子汤·

【组成】延胡索30克，炙全蝎粉（吞）2克，制香附、生白芍、佛手、黄芩、川芎各10克，生地黄、牡丹皮各20克，龙胆6克。便秘者加制大黄10克。

【用法】每日1剂，分上、下午服用。

【功效】理气活血，养阴泻火止痛。

【主治】带状疱疹后遗神经痛。

【来源】浙江中医杂志，2008，43（2）

∽ · 败毒散 · ∾

【组成】柴胡10克，前胡10克，羌活10克，独活10克，枳壳10克，桔梗10克，茯苓10克，党参10克，甘草6克。

【用法】每日1剂，水煎分早、晚2次服。

【功效】祛风散寒，活血通络，理气止痛。

【主治】带状疱疹后遗神经痛。

【来源】河南中医学院学报，2008，23（1）

∽ · 三香汤 · ∾

【组成】瓜蒌皮9克，桔梗6克，栀子12克，枳壳9克，郁金9克，淡豆豉6克，降香36克，丹参15克，赤芍12克，丝瓜络12克。

【用法】每日1剂，水煎取汁150毫升，分3次温服。2周为1个疗程。

【功效】辛开苦降，宣湿化痹，活血通络。

【主治】带状疱疹后遗神经痛。

【来源】中国中医急症，2009，18（12）

∽ · 疏肝活血止痛方 · ∾

【组成】黄芪、太子参、紫草各15克，柴胡、当归、白芍、延胡索、地龙各10克，板蓝根30克，制乳香、制没药各6克，丹参20克。

加减：脾虚湿重加生薏苡仁、苍术、陈皮；体实大便干加全瓜蒌、大黄；发于额部加川芎、菊花；发于腰部加川楝子；发于上肢加姜黄；发于下肢加牛膝。

【用法】每日1剂，水煎分3次服。

【功效】疏肝解郁，益气活血，行气止痛，清解余毒。

【主治】带状疱疹后遗神经痛。

【来源】新中医，2009，41（11）

❧ · 七厘散加减 · ❧

【组成】血竭、儿茶、木香、青皮、陈皮、细辛、白芷各3克，乳香、没药、红花各5克，生地黄、白芍各10克。

临证时可随证加减，气虚者加黄芪、太子参；脾虚者加生薏苡仁、生白术；阴虚潮热、咽干口渴者加黄连、知母、天花粉、麦冬；局部有结节者加玄参、牡蛎；腰膝酸软、肢冷不温者加仙茅、淫羊藿、杜仲等。

【用法】每日1剂，水煎分早、晚2次温服，10剂为1个疗程。

【功效】活血化瘀，行气止痛。

【主治】带状疱疹后遗神经痛。

【来源】陕西中医，2009，30（10）

❧ · 蒲红二香汤 · ❧

【组成】蒲黄10克，红花10克，乳香6克，没药6克，当归尾15克，延胡索6克，五灵脂10克，赤芍10克，郁金6克，连翘15克，栀子10克。

加减：夜寐不安者，加首乌藤、酸枣仁以宁心安神；兼气血亏虚者，加党参、黄芪以益气祛邪。

【用法】每日1剂，水煎早、晚分服。

【功效】活血化瘀止痛。

【主治】带状疱疹后遗神经痛。

【来源】中国社区医师，2009，25（18）

❧ · 活血祛风定痛方 · ❧

【组成】秦艽100克，细辛1.5克，乌梢蛇15克，全蝎10克，郁金10克，川芎10克，鸡血藤30克，当归10克，丹参30克，延胡索10克，乳香10克，没药10克，生甘草10克。

【用法】水煎服，每日1剂，分3次服用。

【功效】益气养血，活血通络，行气止痛。

【主治】带状疱疹后遗神经痛。

【来源】临床合理用药杂志，2009，2（6）

升麻葛根汤加味

【组成】升麻10克，葛根20克，白芍30克，甘草10克，紫草30克。

气虚重者酌加黄芪30克；阴虚重者酌加生地黄30克；血虚重者加当归10克，鸡血藤30克；口苦者加龙胆10克，柴胡10克。

【用法】水煎服，每日1剂，分3次服。6日为1个疗程，一般治疗3个疗程。

【功效】开启腠理，发散郁热，活血化瘀，凉血解毒，通络止痛。

【主治】带状疱疹后遗神经痛。

【来源】中国民族民间医药，2009，18（5）

止痛方

【组成】柴胡、延胡索各20克，丹参、当归各25克，川芎、地龙、赤芍各15克，三七（打碎先煎）、乳香、没药、甘草各10克。

加减：疱疹后神经痛发于上肢加姜黄15克，下肢加牛膝20克；胃脘不适，大便溏泄加白术20克；大便干结加大黄10克。

【用法】每日1剂，水煎2次，分3次服。3日为1个疗程，一般治疗3个疗程，少数患者治疗4~6个疗程。服药期间忌食辛辣、腥荤之品，并保持良好心态。

【功效】行气活血，祛瘀通络。

【主治】带状疱疹后遗神经痛。

【来源】新中医，2009，41（3）

· 健脾通络解毒汤 ·

【组成】黄芪30克，党参18克，白术15克，云茯苓15克，炙甘草6克，鸡内金15克，法半夏10克，陈皮10克，砂仁10克（后下），制香附12克，首乌藤30克，蜈蚣2条，地龙15克，威灵仙15克，延胡索10克，丹参30克，柴胡10克，板蓝根30克。

【用法】每日1剂，水煎分2次温服。服药2周为1个疗程。

【功效】健脾通络解毒。

【主治】带状疱疹后遗神经痛。

【来源】四川中医，2009，27（3）

· 行气泻肺法配合龙胆泻肝汤 ·

【组成】瓜蒌、枳实各8克，延胡索15克，桔梗6克，生石膏、栀子、黄芩、郁金、白芍、炙甘草各10克，龙胆3克，柴胡、生地黄、车前子（包煎）、泽泻、通草、当归、党参、炒白术各10克。

【用法】水煎服。

【功效】清肝泻胆，清胃泻肺，行气止痛，益气养阴。

【主治】带状疱疹后遗神经痛。

【来源】浙江中西医结合杂志，2009，19（1）

· 疱疹止痛灵 ·

【组成】栀子、龙胆各20克，柴胡15克，大青叶15克，郁金20克等。

【用法】水煎提取浓缩，每次100毫升，每日2次。

【功效】清火解毒，泄热利湿，清除余热，散瘀止痛。

【主治】带状疱疹后遗神经痛。

【来源】辽宁中医杂志，2009，36（1）

解毒活血汤加减

【组成】连翘、当归、葛根、枳壳、桃仁（研）、红花各10克，柴胡、生地黄、赤芍各15克，甘草6克。

临床治疗视疼痛部位不同而辨证加减。发生在头面部可选用荆芥、防风、川芎、地龙、川楝子各10克，细辛3克；发生在胸胁背部可选龙胆、延胡索、川芎、五灵脂（包煎）各10克，郁金、制乳香、制没药各8克；发生在腰腹背部选羌活、独活、川芎、五灵脂（包煎）各10克，金银花、防风、荆芥、香附、牛膝、杜仲各12克，制乳香、制没药各8克；发生在四肢选用荆芥、连翘、防风、延胡索、丹参、赤芍、羌活、龙胆、伸筋草各10克，鸡血藤20克。

【用法】水煎服。

【功效】清热泻火，理气宣窍，解毒止痛。

【主治】带状疱疹后遗神经痛。

【来源】甘肃中医，2010，23（11）

疏郁解毒汤

【组成】郁金10克，瓜蒌30克，枳壳10克，赤芍15克，红花10克，生甘草6克，金银花30克，菊花15克，连翘20克。

【用法】加水煮沸20分钟，取汁90毫升，分3次饭后1小时温服，每日1剂。

【功效】疏肝理气，活血散瘀，清热解毒。

【主治】带状疱疹后遗神经痛。

【来源】现代中西医结合杂志，2010，19（33）

～· 疏肝活血汤 ·～

【组成】柴胡10克，薄荷10克，黄芩10克，栀子10克，当归尾10克，赤芍10克，红花10克，莪术10克，陈皮10克，甘草10克。

疼痛在头部加川芎，在腰部以下加牛膝；伴湿热证候者加车前子、泽泻、木通；伴气虚者加黄芪、桂枝；伴血虚者加熟地黄、何首乌；伴失眠者加柏子仁、远志。

【用法】水煎，每日1剂，分煎2次，煎液250毫升，分2次于饭后1小时服，7日为1个疗程。

【功效】疏肝清热，活血通络，祛瘀止痛。

【主治】带状疱疹后遗神经痛。

【来源】实用中医药杂志，2010，2（10）

～· 龙胆泻肝汤加减 ·～

【组成】龙胆12克，黄芩15克，牡丹皮15克，黄柏12克，生地黄15克，金银花20克，连翘15克，车前子12克，制乳香10克，制没药10克。

【用法】水煎服，每日1剂，分2次服。

【功效】清泄肝火，解毒止痛。

【主治】带状疱疹后遗神经痛。

【来源】中国民族民间医药，2010，19（15）

～· 丹红柴芍汤 ·～

【组成】柴胡25克，丹参、制川楝子各15克，延胡索12克，白术、枳壳、当归、赤芍、红花各10克，制乳香、制没药、炙甘草各6克。

疱疹发于头部加川芎15克；疱疹发于胸部、四肢则加杜仲、川牛膝各15克。

【用法】每日1剂，分早、晚服。

【功效】清热解毒利湿，活血化瘀，行气通络。

【主治】带状疱疹后遗神经痛。

【来源】陕西中医，2010，31（8）

⌒ 丹栀逍遥散 ⌒

【组成】牡丹皮15克，焦栀子12克，柴胡10克，当归10克，桃仁12克，红花1克，白芍20克，赤芍20克，白术10克，茯苓10克，土鳖虫10克，炙水蛭5克，怀山药20克，炙甘草10克。

血瘀痛者加延胡索10克，乳香10克，没药10克；湿热盛者加龙胆15克；阴虚者加生地黄15克；气虚者加党参30克，黄芪30克。

【用法】水煎服，每日1剂。

【功效】泻热毒郁火，理气柔肝，缓急止痛。

【主治】带状疱疹后遗神经痛。

【来源】黑龙江中医药，2020（3）

⌒ 加味四妙勇安汤 ⌒

【组成】玄参15克，金银花15克，生甘草5克，当归10克，白芍15克，太子参15克，延胡索15克。

疼痛发于头面部者加白芷10克；发于躯干部者加柴胡10克；发于上肢者加桑枝10克；发于下肢者加牛膝10克。

【用法】每日1剂，水煎服。

【功效】益气养血，活血止痛。

【主治】带状疱疹后遗神经痛。

【来源】中国中西医结合皮肤性病学杂志，2010，9（3）

·二虫活血汤·

【组成】蜈蚣2条，土鳖虫10克，当归12克，川芎12克，赤芍12克，桃仁10克，没药10克，牡丹皮10克，栀子10克，天南星10克，香附10克，白芍12克，甘草10克。

阴虚重者去天南星，加生地黄15克；气虚者去栀子、牡丹皮，加党参15克。

【用法】水煎服。

【功效】活血化瘀，解痉止痛，理气养阴。

【主治】带状疱疹后遗神经痛。

【来源】现代中西医结合杂志，2010，19（22）

·文少芳解毒活血通络汤·

【组成】重楼20克，金银花、瓜蒌皮、青皮各15克，延胡索25克，枳壳10克，麦冬、浮小麦各30克。

【用法】水煎服。

【功效】清热解毒，活血通络止痛。

【主治】带状疱疹后遗神经痛。

【来源】新中医，2010，42（7）

疏肝解毒方

【组成】柴胡、板蓝根各15克，龙胆5克，川楝子、延胡索、葛根各10克，黄连、甘草各3克，赤芍、夏枯草、栀子、黄芩各12克。

【用法】每日1剂，水煎服，每次200毫升，每日2次。

【功效】疏肝理气，清热解毒。

【主治】带状疱疹后遗神经痛。

【来源】中国中医药科技，2010，17（3）

吴军定痛方

【组成】党参20克，白术10克，薏苡仁30克，熟地黄15克，当归10克，川芎8克，白芍10克，延胡索10克，川楝子10克，首乌藤20克，蜈蚣1条。

便秘者，加生大黄、枳实等；湿邪重者，加川木通、车前草；疼痛较剧者，加吴茱萸、乌药、甘草；影响睡眠者，加磁石。

【用法】水煎服。

【功效】健脾益气养血，行气通络止痛。

【主治】带状疱疹后遗神经痛。

【来源】云南中医中药杂志，2011，32（12）

益气活血化痰汤

【组成】黄芪12克，柴胡9克，当归9克，赤芍9克，白芍12克，桃仁9克，红花6克，延胡索12克，郁金9克，陈皮9克，姜半夏9克，枳壳12克，白术12克，牡蛎30克，甘草6克。

【用法】每日1剂，水煎分早、晚2次服用，疗程4周。

【功效】益气活血化痰。

【主治】带状疱疹后遗神经痛。

【来源】上海中医药杂志，2011，45（12）

· 疏肝散火汤 ·

【组成】柴胡10克，酒炒黄芩12克，当归15克，白芍10克，牡丹皮15克，栀子10克，细辛3克，姜黄10克，全蝎6克，大枣3枚，生甘草6克。

【用法】水煎服，每日1剂，分2次服，7日为1个疗程。

【功效】疏肝散火，通络止痛。

【主治】带状疱疹后遗神经痛。

【来源】医学信息，2011（9）

· 疱疹止痛汤 ·

【组成】龙胆10克，栀子10克，黄芩10克，柴胡10克，生地黄15克，当归10克，板蓝根15克，车前子15克，泽泻15克，丹参15克，延胡索15克，川楝子10克，没药10克，鸡血藤30克，薏苡仁15克，木通10克，甘草6克。

头面部加白芷10克，川芎10克；胸腰部加郁金10克；下肢加川牛膝10克；夜不能寐者加合欢皮10克，首乌藤15克，柏子仁15克。

【用法】将上药水煎2次，滤出药渣，药液浓缩至250毫升，分2次服用，每日1剂。

【功效】泻肝火，利湿热，养阴血，疏肝理气，活血化瘀止痛。

【主治】带状疱疹后遗神经痛。

【来源】中国误诊学杂志，2011，11（30）

· 灵仙除痛饮 ·

【组成】麻黄、赤芍各6克，防风、荆芥、羌活、独活、黄芩（酒制）、白芷、苍术、威灵仙、枳实、桔梗、川芎、葛根各4克，当归尾、升麻、甘草各2克。

余毒未尽者加忍冬藤；血热重者加紫草、牡丹皮；血瘀者加红花、地龙；肌肤痉挛者加全蝎、蜈蚣；在面部者加菊花；在上肢者加姜黄；在腰胁者加柴胡；在下肢者加牛膝；疼痛较甚者加延胡索。

【用法】每日1剂，水煎取汁300毫升，分早、晚2次服。

【功效】疏通腠理，毒邪外泄。

【主治】带状疱疹后遗神经痛。

【来源】河北中医，2011，33（8）

身痛逐瘀汤合增液汤加减

【组成】秦艽10克，桃仁10克，红花10克，鸡血藤26克，五灵脂6克（包煎），地龙12克，生地黄20克，玄参15克，天冬10克，麦冬10克。

辨证加减：视疼痛部位不同而加引经药，头面部加川芎10克，蜈蚣3条；胸胁背部加延胡索、川芎、郁金各12克；腰腹背部加羌活、独活、川芎各10克，牛膝、杜仲各12克；四肢者加姜黄、牛膝、羌活、龙胆、伸筋草各10克，鸡血藤26克。

【用法】每日1剂，水煎2次，分3次服。7日为1疗程。

【功效】活血养阴。

【主治】带状疱疹后遗神经痛。

【来源】中国民族民间医药，2011，20（12）

活血散瘀汤

【组成】马齿苋、板蓝根、丹参各30克，桃仁、红花、乳香、没药、全蝎各6克，川芎、鬼箭羽各10克，川楝子、延胡索各15克，细辛3克，蜈蚣2条。

临床上根据发病部位辨证加减：疼痛发于头面部加白芷，眼部加密蒙花，躯干加郁金，下肢加牛膝，上肢加片姜黄，四肢加桑枝。

【用法】将药物用冷水浸泡1小时，煎沸20分钟，每剂煎2次，合并药液约300毫升，分早、晚2次饭后温服，每日1剂，10日为1个疗程。

【功效】疏通经络，活血止痛。

【主治】带状疱疹后遗神经痛。

【来源】光明中医，2011，26（9）

四物汤化裁

【组成】当归15克，川芎10克，白芍15克，熟地黄15克，延胡索12克，川楝子10克，炙甘草6克。

证属气滞血瘀者加丹参15克，制乳香10克，制没药10克，桃仁10克，红花10克；证属气血两虚者加黄芪15克，党参15克，白术10克，茯苓15克。

【用法】水煎服，每日1剂，分2次服。

【功效】气血双补，理气止痛。

【主治】带状疱疹后遗神经痛。

【来源】中医药临床杂志，2011，23（9）

通络祛痛汤

【组成】川芎、红花、赤芍、柴胡、制乳香、制没药各10克，熟地黄、当归各10克，金银花、丹参各20克。

【用法】水煎服。

【功效】益气养血，活血通络，行气止痛。

【主治】带状疱疹后遗神经痛。

【来源】求医问药，2011，9（2）

❧ · 八珍汤加减 · ❧

【组成】当归10克，白芍10克，熟地黄10克，川芎10克，党参10克，白术10克，炙甘草6克，黄芪10克，川续断10克，枳壳6克。

【用法】每日1剂，水煎取汁300毫升，分早、晚2次服用，连服5剂为1个疗程。

【功效】益气养血。

【主治】带状疱疹后遗神经痛。

【来源】湖北中医杂志，2011，33（7）

❧ · 解毒化瘀通络方 · ❧

【组成】柴胡6克，白芍15克，当归20克，川芎12克，白术10克，茯苓20克，徐长卿15克，丹参15克，全蝎6克，蜈蚣2条，水蛭6克，生甘草3克，白花蛇舌草15克，泽兰10克，泽泻10克。

【用法】水煎分2次服。

【功效】疏通络脉，清热解毒，疏肝健脾。

【主治】带状疱疹后遗神经痛。

【来源】中国中医急症，2011，20（7）

❧ · 益气养阴通络汤 · ❧

【组成】太子参10克，生黄芪15克，生地黄15克，麦冬10克，五味子10克，生甘草6克，赤芍10克，红花10克，地龙10克，制乳香、制没药各15克，延胡索10克，川楝子8克，全蝎3克，蜈蚣2条。

【用法】每日1剂，水煎取300毫升，每日2次，早、晚分服。

【功效】益气养阴通络。

【主治】带状疱疹后遗神经痛。

【来源】四川中医，2011，29（2）

·杜锡贤方·

【组成】柴胡12克，白芍30克，当归9克，川芎15克，生地黄15克，延胡索15克，白芷9克，全蝎6克，蝉蜕9克，蜈蚣1条，生龙骨15克，生牡蛎15克，甘草6克。

【用法】水煎服。

【功效】活血化瘀，理气止痛。

【主治】带状疱疹后遗神经痛。

【来源】山东中医杂志，2011，30（3）

·逍遥散合金铃子散加减·

【组成】当归、赤芍各15克，柴胡12克，茯苓、白术各15克，甘草6克，延胡索12克，川楝子10克，桃仁、红花各8克。

夜眠不安加远志、首乌藤；体质壮实加大黄；年老体虚加黄芪。

【用法】每日1剂，水煎2次，取汁300毫升，分2次温服，每次150毫升。

【功效】疏肝理气，活血止痛。

【主治】带状疱疹后遗神经痛。

【来源】浙江中西医结合杂志，2011，21（2）

疏肝解痛汤

【组成】柴胡10克，赤芍15克，牡丹皮10克，丹参15克，延胡索15克，郁金10克，合欢皮15克，地骨皮15克，天麻10克，厚朴6克，枳壳6克，生龙骨20克，生牡蛎20克，珍珠母20克，僵蚕10克。

加减：发于头面者加藁本、菊花载药上行，清利头目；发于上肢者加姜黄、桑枝以活血通络；发于下肢者加川牛膝、防己引药下行；发于肋腰部者加龙胆、香附泻肝胆之火；腹部胀痛者加莱菔子行气除胀；大便不通者加瓜蒌、火麻仁润肠通便；心烦失眠者加首乌藤、柏子仁养心安神。

【用法】水煎服，每日1剂，早、晚饭后温服。2周为1个疗程，共治疗4周。

【功效】疏肝行气，活血通络止痛。

【主治】带状疱疹后遗神经痛。

【来源】吉林中医药，2011，31（2）

疏肝散火汤

【组成】柴胡、白芍、栀子、姜黄各10克，酒炒黄芩12克，当归、牡丹皮各15克，全蝎、生甘草各6克，细辛3克，大枣3枚。

【用法】水煎服，每日服用1剂，分早、晚2次服用。

【功效】疏解肝郁，散发火郁，通络止痛。

【主治】带状疱疹后遗神经痛。

【来源】中国卫生产业，2012，9（33）

理气活血方

【组成】柴胡15克，白芍12克，香附12克，陈皮15克，桃仁

15克，川芎20克，制乳香12克，制没药12克，金银花15克，板蓝根15克，黄芪45克，炙甘草9克。

【用法】每日1剂，水煎400毫升，早、晚分2次温服。

【功效】理气活血。

【主治】带状疱疹后遗神经痛。

【来源】中医临床研究，2012，4（21）

愈痛汤

【组成】白芍30克，赤芍30克，生甘草10克，蜈蚣粉（分冲）2克，全蝎粉（分冲）2克，蛇蜕粉（分冲）2克，忍冬藤30克，瓜蒌30克，板蓝根30克，大黄（后下）10克，银杏10克，延胡索20克，炒麦芽30克，土茯苓30克，珍珠母30克，丝瓜络15克。

加减：气虚加生黄芪30克；阴虚加玄参30克。根据患病部位加引经药，头部加桔梗10克；上肢加桑枝30克；下肢加牛膝15克。

【用法】每日1剂，水煎取汁300毫升，分早、晚2次口服。

【功效】缓急定痛，祛湿解毒，活血通络。

【主治】带状疱疹后遗神经痛。

【来源】河北中医，2012，34（11）

活血祛瘀汤

【组成】桃仁12克，红花6克，当归10克，赤芍、白芍各10克，生地黄10克，川芎10克，丹参30克，黄芪30克，延胡索10克，炙甘草6克。

加减：头面部疼痛者加老葱3根；胸背部疼痛者加柴胡、郁金；上肢疼痛者加姜黄；腰腹部以下疼痛者加川牛膝；失眠者加远志、首乌藤；大便秘结者加生大黄（中病即止）；兼阳虚畏寒者加桂枝、干姜。

【用法】每日1剂，水煎分2次口服，1个月为1疗程。

【功效】活血祛瘀，行气止痛。

【主治】带状疱疹后遗神经痛。

【来源】山东中医杂志，2012，31（8）

补益气血化瘀通络汤

【组成】黄芪60克，当归15克，白芍60克，甘草10克，丹参30克，乳香10克，没药10克，川芎12克，鸡血藤20克，伸筋草30克。

【用法】每日1剂，水煎分3次服。

【功效】活血化瘀止痛，健脾补血，敛阴柔肝。

【主治】带状疱疹后遗神经痛。

【来源】中国中医急症，2012，21（10）

青蒿鳖甲汤合一阴煎加减

【组成】鳖甲15克，知母10克，生地黄30克，牡丹皮15克，麦冬15克，地骨皮15克，赤芍20克，地龙10克，何首乌20克，益母草30克，紫花地丁30克。

发于颜面加防风15克以祛风通络；发于胸部加夏枯草15克以清肝泻火；发于腰胁部加生麦芽30克以疏肝理气。

【用法】水煎服，每日1剂。疗程15~30日。

【功效】养阴解毒活血。

【主治】带状疱疹后遗神经痛。

【来源】四川中医，2012，30（9）

❧· 温阳活血通络汤 ·❧

【组成】炙黄芪30克，黑顺片6克，桃仁10克，红花10克，细辛3克，地龙10克，当归尾15克，延胡索30克，川芎10克，生地黄15克，甘草6克。

【用法】水煎服。

【功效】温补阳气，活血通络止痛。

【主治】带状疱疹后遗神经痛。

【来源】中华中医药杂志，2012，27（8）

❧· 养阴祛瘀通络汤 ·❧

【组成】生地黄15克，熟地黄15克，沙参10克，当归15克，枸杞子10克，麦冬10克，白芍15克，炙甘草6克，川楝子6克，桃仁10克，红花10克，蜈蚣（研磨冲服）1条，延胡索30克。

【用法】水煎服。

【功效】调养阴血，祛瘀通络止痛。

【主治】带状疱疹后遗神经痛。

【来源】中华中医药杂志，2012，27（8）

❧· 补中益气汤加减 ·❧

【组成】黄芪15克，党参、当归、白术、地龙、赤芍、桃仁、红花各10克，陈皮、炙甘草各5克，升麻、柴胡各3克。

痛甚加丹参、延胡索各15克，乳香、没药各10克；在头部加白芷10克；在胁肋部加郁金10克；在下肢加川牛膝5克。

【用法】每日1剂，水煎2次，每次煎30分钟，混合滤液约400毫升，分2次饭后温服。10日为1个疗程。

【功效】益气升阳，调补脾胃，化瘀止痛。

【主治】带状疱疹后遗神经痛。

【来源】陕西中医，2012，33（8）

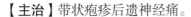

膈下逐瘀汤

【组成】桃仁10克，红花10克，鸡血藤15克，没药6克，五灵脂6克，延胡索10克，香附15克，生地黄20克，玄参15克，天冬、麦冬各10克，牡丹皮25克，木通6克，葛根25克，甘草6克。

热毒盛者加金银花、连翘、菊花、栀子、黄芩、黄连，以清热解毒利湿；疼痛甚者加用虫类药全蝎、蜈蚣、乌梢蛇、地龙、水蛭等，以活血化瘀，祛风攻毒，消痈散肿，入络剔毒搜风；病程久者加黄芪。

【用法】水煎服。

【功效】清热解毒利湿，化瘀通络，补益气血。

【主治】带状疱疹后遗神经痛。

【来源】中国中医药现代远程教育，2012，，10（13）

加味圣愈汤化裁

【组成】黄芪30克，当归15克，川芎15克，桃仁15克，红花15克，地龙15克，丹参30克，鸡血藤30克，路路通15克，蜈蚣2条，全蝎10克，延胡索30克。

根据患者情况随症加减。如大便秘结加炒决明子20克，瓜蒌仁20克；腹胀便溏加大腹皮15克，炒枳壳10克，广木香6克，砂仁6克；纳差加神曲、炒麦芽、炒谷芽各15克，山药30克；眠差加首乌藤30克，珍珠母15克（先煎）；头昏目眩加茺蔚子、蔓荆子各15克。

【用法】水煎服，每日1剂。

【功效】益气养血，通络止痛。

【主治】带状疱疹后遗神经痛。

【来源】中国中医药科技，2012，19（3）

解痉汤

【组成】龙胆10克，生地黄30克，当归10克，天麻20克，蜈蚣1条，大青叶30克，板蓝根30克，柴胡10克，黄芩10克，防己10克，泽泻10克，甘草6克。

大便干结者加大黄；局部红肿，苔黄厚者加栀子、黄连；瘙痒重者加荆芥、防风；视物模糊者加蝉蜕、蒺藜。

【用法】水煎服，每日1剂，连服10~15日。

【功效】清热解毒，通络止痛。

【主治】带状疱疹后遗神经痛。

【来源】社区医学杂志，2012，10（11）

通络止痛汤

【组成】黄芪60克，桃仁12克，红花10克，赤芍10克，川芎10克，全蝎3克，地龙10克，当归10克，白芍10克，牡丹皮10克，白芷10克，川楝子10克，延胡索30克，丝瓜络30克，炙甘草6克。

便秘者加制大黄10克；血瘀痛甚者酌加水蛭10克，乳香10克，没药10克；寒甚者加桂枝10克，炮附子6克。

【用法】每日1剂，分上、下午服用。

【功效】益气养血，活血化瘀，行气通络止痛。

【主治】带状疱疹后遗神经痛。

【来源】中国中医急症，2012，21（4）

通窍活血汤加减

【组成】麝香0.15克（包煎），桃仁9克，红花8克，当归尾12克，赤芍12克，三棱9克，莪术9克，地龙12克，延胡索12克，老葱3根。

【用法】每日1剂，水煎分2次服。

【功效】行气活血通窍。

【主治】带状疱疹后遗神经痛。

【来源】中医临床研究，2013，5（22）

桃红四物汤加味

【组成】桃仁12克，红花9克，生地黄9克，川芎12克，赤芍9克，当归12克。

疼痛发于头面部加蜈蚣3条（研末兑服），全蝎6克（研末兑服），地龙10克，鸡血藤15克；发于躯干部加延胡索10克，枳壳6克，木香12克，香附15克；发于上肢者加桂枝12克，姜黄10克；发于下肢者加牛膝10克；胃脘部不适，大便溏酌加砂仁6克，山药30克以开胃健脾；大便干结可加火麻仁15克，枳壳6克，瓜蒌仁10克以润肠通便泄热；体虚正气不足加黄芪30克；阴虚火旺加玄参15克，天冬、麦冬各12克。

【用法】每日1剂，水煎分2次饭后服。10日为1个疗程。

【功效】活血益气养阴。

【主治】带状疱疹后遗神经痛。

【来源】云南中医中药杂志，2013，34（8）

大柴胡汤合桂枝茯苓丸

【组成】柴胡24克，黄芩10克，半夏10克，生姜10克，白芍

10克，枳实10克，大枣4枚，大黄6克，桂枝10克，茯苓10克，牡丹皮10克，赤芍10克，桃仁10克。

疱疹发于头面部者加白芷、羌活等引药上行；发于胸胁者加川楝子、延胡索、郁金疏肝止痛；发于下肢者加牛膝引药下行；大便干结难解者加芒硝6克；服药后便溏者改为酒大黄6克，并加细辛3克，附子6克；失眠者加龙骨40克，牡蛎40克；烦躁者去桂枝加栀子10克，黄连6克。

【用法】每日1剂，水煎分2次温服。

【功效】和解少阳，泻热通便，通络止痛。

【主治】带状疱疹后遗神经痛。

【来源】实用中医药杂志，2013，29（10）

❧ · 秦马四虫汤加减 · ❧

【组成】秦艽12克，马齿苋30克，白附子10克，五灵脂10克，生地黄15克，地龙10克，土鳖虫10克，僵蚕10克，制乳香9克，制没药9克，蜈蚣（研末冲服）1条。

病久体弱者加生黄芪30克。

【用法】每日1剂，水煎2次，取汁300毫升，分早、晚2次服用。

【功效】活血化瘀，搜风通络止痛，兼清毒邪。

【主治】带状疱疹后遗神经痛。

【来源】河北中医，2013，35（7）

❧ · 芍药甘草汤加味 · ❧

【组成】白芍20克，甘草8克，延胡索10克，丹参15克。

根据发病部位选加引经药，头颈部加蔓荆子；躯干部加瓜蒌皮；上肢加桑枝；下肢加木瓜。

【用法】每日1剂，水煎300毫升，分2次温服。

【功效】舒筋缓急，活血止痛。

【主治】带状疱疹后遗神经痛。

【来源】新中医，2013，45（7）

～ 活血止痛汤 ～

【组成】鸡血藤30克，丹参15克，当归15克，川芎15克，首乌藤15克，白芍15克，延胡索25克，党参15克，全蝎6克，川楝子10克，炙黄芪15克，木香5克，陈皮15克，炙甘草10克。

加减：疼痛发于头面者可加菊花、藁本；发于上肢者可加姜黄、桂枝；发于胸部者可加瓜蒌；发于腹部者可加厚朴；发于下肢者可加牛膝；大便秘结者可加火麻仁、郁李仁；阳虚者加白芥子、鹿角霜；痛重影响睡眠者加龙骨、牡蛎、珍珠母；脾虚便溏者加白术、茯苓。

【用法】每日1剂，煎取400毫升，分2次，每次200毫升，早、晚饭后半小时温服。

【功效】益气养血，活血化瘀。

【主治】带状疱疹后遗神经痛。

【来源】中国医学创新，2013，10（2）

～ 解郁清毒散 ～

【组成】苍术20克，香附15克，神曲20克，川芎15克，栀子10克，黄连15克，黄芩10克，黄柏10克，夏枯草30克，白芍30克，炙甘草10克，地龙30克，丝瓜络30克，黄芪30克，延胡索15克，太子参30克。

【用法】每日1剂，水煎分2次温服。

【功效】行气解郁，补虚泻火解毒，通络止痛。

【主治】带状疱疹后遗神经痛。

【来源】世界中西医结合杂志，2013，8（11）

❧ 活络效灵丹合金铃子散加味 ❧

【组成】当归15克，丹参20克，制乳香10克，制没药10克，川楝子10克，延胡索15克，赤、白芍各15克，鸡血藤20克，川芎15克，地龙6克，三七粉3克（冲服）。

【用法】水煎400毫升，早、晚温服，另药渣待温后局部热敷，每次30分钟，每日2次。

【功效】活血通络止痛。

【主治】带状疱疹后遗神经痛。

【来源】现代中医药，2013，33（6）

❧ 五苓散加味 ❧

【组成】茯苓15克，猪苓15克，泽泻30克，白术15克，桂枝10克，延胡索10克，川楝子10克，枳壳10克，白芍20克，甘草20克。

加减：痛甚者加全蝎；发于头面者加白芷、升麻；发于胸部者加瓜蒌、薤白；发于上肢者加桑枝；发于下肢者加牛膝；服药后腹胀者加川厚朴。

【用法】上药用冷水浸泡，武火煮沸后改文火煎煮30分钟，每剂煎煮2次，合并药液约450毫升，分早、中、晚3次饭后温服，每日1剂，7日为1个疗程。

【功效】利水止痛。

【主治】带状疱疹后遗神经痛。

【来源】内蒙古中医药，2014（3）

·通络止痛方1·

【组成】柴胡10克，白芍20克，香附10克，当归10克，川芎15克，川楝子10，延胡索12克，丹参15克，血竭3克（研粉冲服），全蝎6克（研粉冲服），鬼箭羽15克，丝瓜络15克，黄芪30克，甘草6克。

【用法】每日1剂，水煎分2次服。

【功效】行气解郁，化瘀解毒，通络止痛。

【主治】带状疱疹后遗神经痛。

【来源】中国实验方剂学杂志，2014，20（7）

·通络止痛方2·

【组成】郁金、柴胡、枳壳、川芎各9克，白芍15克，甘草9克，木瓜、延胡索各6克，丹参、制香附各9克。

【用法】每日1剂，水煎分2次服。

【功效】疏肝解郁，行气止痛。

【主治】带状疱疹后遗神经痛。

【来源】浙江中西医结合杂志，2015，25（11）

·复方参芪维E胶囊·

【组成】人参、黄芪、槲寄生、制何首乌、维生素E、蜂王浆冻干粉。

【用法】每次4粒，每日3次，连服10日。

【功效】补虚通络，活血化瘀，托毒外出，抗炎镇痛，修复神经。

【主治】带状疱疹后遗神经痛。

【来源】中国麻风皮肤病杂志，2011，27（8）

消痛汤

【组成】延胡索30克，党参20克，当归15克，川芎20克，丹参20克，炎黄苗30克，柴胡20克，郁金20克，全蝎10克，甘草15克，制乳香10克，枳壳20克。

【用法】水煎350毫升，每日1剂，在早饭前、晚饭后分2次服。

【功效】活血行气止痛。

【主治】带状疱疹后遗神经痛。

【来源】中国实用医药，2014，9（19）

益气养阴活血汤

【组成】枸杞子15克，生地黄20克，当归15克，白芍30克，赤芍15克，沙参20克，玄参15克，麦冬10克，黄芪20克，川芎10克，红花10克，桃仁10克，地龙10克，紫花地丁15克，炙甘草6克。

发于头面部者加白芷；发于胸背部及腰腹部者加柴胡、郁金、川楝子；发于上肢者加桑枝、姜黄；发于下肢者加牛膝；湿热重者加苍术、黄柏、滑石；皮肤瘙痒者加白鲜皮、蒺藜；大便干者加大黄、知母等。

【用法】每日1剂，水煎分3次服，10日为1个疗程。

【功效】益气养阴，活血通络止痛。

【主治】带状疱疹后遗神经痛。

【来源】光明中医，2014，29（8）

❧ · 益气活血汤 · ❧

【组成】黄芪25克，桃仁、红花、当归尾各20克，党参、白术各15克，白芍12克，柴胡、香附各10克，地龙、全蝎各6克，甘草5克。

根据发病部位辨证加减：疼痛发于头面部加菊花；眼部加密蒙花；躯干加郁金；下肢加牛膝；上肢加片姜黄；四肢加桑枝。疼痛较剧者加乳香、没药；湿盛加龙胆、白扁豆；火毒加紫花地丁、蒲公英；纳差加焦三仙；脾虚加薏苡仁；夜寐不安加首乌藤、合欢花。

【用法】将药物用冷水浸泡1小时，煎沸20分钟，每剂煎2次，合并药液约300毫升，分早、晚2次饭后半小时温服，每日1剂，2周为1个疗程。

【功效】攻补兼施，补气活血通络。

【主治】带状疱疹后遗神经痛。

【来源】中国中西医结合皮肤性病学杂志，2014，13（4）

❧ · 止痛汤1 · ❧

【组成】延胡索30克，党参20克，当归15克，川芎20克，丹参20克，炙黄芪25克，柴胡20克，郁金20克，全蝎10克，甘草15克，制乳香10克，制没药10克，生地黄15克，赤芍15克，枳壳15克，白芷10克，蜈蚣2条。

【用法】水煎服，每日2次，每次150毫升。

【功效】活血散瘀，行气止痛。

【主治】带状疱疹后遗神经痛。

【来源】中国民族民间医药，2014，23（17）

❧ · 止痛汤2 · ❧

【组成】黄芪、玄参各15克，党参、白术、丹参、当归各12克，乳香、延胡索、没药、天冬、麦冬、白芍各10克，甘草5克。

加减：发于头颈部加白芷、菊花、蔓荆子；发于胸背部加柴胡、川楝子、葛根、桑枝；发于腰腹部加五加皮、炒杜仲、续断；发于臀部加柴胡、枳壳；发于四肢加桑枝、牛膝、木瓜。

【用法】每日1剂，水煎分早、晚2次温服，4周为1个疗程。

【功效】益气养阴，活血通络止痛。

【主治】带状疱疹后遗神经痛。

【来源】浙江中医杂志，2015，50（4）

补阳还五汤加徐长卿

【组成】生黄芪60克，当归尾、赤芍各15克，地龙12克，川芎、红花、桃仁各6克，徐长卿30克。

若发于颜面，加金银花；发于胸胁，加延胡索；发于下肢，加牛膝；口干、便干，加生地黄；血热，加牡丹皮；痛甚，加全蝎；失眠，加首乌藤。

【用法】每日1剂，水煎分2次服。

【功效】行血瘀祛络通。

【主治】带状疱疹后遗神经痛。

【来源】浙江中医杂志，2015，50（1）

芪皮血府逐瘀汤

【组成】黄芪60克，白鲜皮30克，防风、玄参、枳实、桔梗、生地黄各20克，桃仁、红花、赤芍、川芎、蒺藜、当归各15克，柴胡、牛膝各10克。

【用法】水煎服，每日1剂，分2次服，7~10日为1个疗程。

【功效】活血化瘀，行气通络，鼓邪外出。

【主治】带状疱疹后遗神经痛。

【来源】陕西中医，2015，36（4）

黄氏解毒汤

【组成】鸡血藤30克，丹参15克，金耳环10克，三姐妹10克，白芍15克，全蝎3克，蜈蚣2条，川芎10克，桃仁10克，红花10克，生地黄20克，延胡索10克，枸杞子10克，沙参10克，龙胆10克。

【用法】水煎服。

【功效】活血祛瘀解毒，行气通络止痛。

【主治】带状疱疹后遗神经痛。

【来源】时珍国医国药，2015，26（1）

活血通络止痛汤

【组成】丹参10克，桃仁10克，黄芪25克，川芎10克，太子参10克，全蝎5克，乳香5克，延胡索10克，川楝子5克。

加减：阴伤明显者可加沙参10克，生地黄15克；余毒未尽者可加金银花15克，大青叶20克；瘙痒明显者可加蝉蜕5克，苦参15克；发于胸胁者可加柴胡5克；发于头面部者可加菊花10克；发于腰骶部者可加牛膝10克；发于下肢者可加独活10克；发于上肢者可加羌活10克。

【用法】每日1剂，加水煎至500毫升，早、晚各服用250毫升。治疗4周。

【功效】活血通络，益气扶正。

【主治】带状疱疹后遗神经痛。

【来源】临床和实验医学杂志，2015，14（7）

～·孟宪坤方·～

【组成】生黄芪20克，太子参10克，玄参20克，丹参15克，红景天15克，茯苓30克，砂仁6克，白豆蔻6克，茯苓30克，郁金12克，鸡内金12克，生龙骨30克，生牡蛎30克，天麻10克，钩藤15克，当归10克，赤、白芍各10克，鸡血藤30克，忍冬藤30克，路路通25克，三七8克，茜草12克，甘草6克。

【用法】水煎饭后半小时服，每日2次。

【功效】益气养阴，健脾疏肝，养血活血通络。

【主治】带状疱疹后遗神经痛。

【来源】北京中医药，2015，34（7）

～·通络祛痛汤·～

【组成】黄芪30克，生地黄、白芍各20克，当归、川芎各15克，川楝子、延胡索、桃仁、红花、制乳香、制没药、炙甘草各12克，蜈蚣2条，菊花、地龙各10克，蝉蜕6克。

【用法】每日1剂，水煎服，连续治疗4周。

【功效】益气养阴缓急，理气活血通络。

【主治】带状疱疹后遗神经痛。

【来源】新中医，2015，47（8）

～·仙方活命饮加减·～

【组成】金银花12克，连翘12克，蒲公英12克，重楼12克，当归12克，陈皮6克，浙贝母6克，皂角刺9克，天花粉9克，白芷9克，防风9克，紫花地丁9克，乳香15克，没药15克，白芍40克，炙甘草12克，木瓜12克，薏苡仁30克。

【用法】水煎服。

【功效】清热解毒，活血化瘀止痛。

【主治】带状疱疹后遗神经痛。

【来源】山东中医药大学学报，2015，39（5）

～· 瓜蒌红花甘草汤加减 ·～

【组成】全瓜蒌20克，红花6克，板蓝根30克，大青叶15克，白芥子15克，甘草10克，枸杞子15克，生地黄15克，白芍30克，酒大黄6克，麦冬15克，党参15克。

【用法】每日1剂，水煎分3次服。忌生冷、辛辣刺激性食物，注意休息，避免过劳，保持乐观稳定的情绪。

【功效】益气活血，解毒通络。

【主治】带状疱疹后遗神经痛。

【来源】实用中医药杂志，2015，31（10）

～· 疏肝止痛汤加减 ·～

【组成】柴胡21克，当归12克，川芎12克，陈皮12克，白芍12克，川楝子12克，延胡索12克，细辛3克，蜈蚣2条，炒枳壳15克。

心烦眠差者加合欢皮、首乌藤；有瘀血者加丹参、鸡血藤。

【用法】水煎500毫升，分早、晚饭后半小时温服，每日1剂。

【功效】疏解肝气，活血化瘀，通络止痛。

【主治】带状疱疹后遗神经痛。

【来源】中国民族民间医药，2015，24（19）

～· 瓜蒌汤 ·～

【组成】瓜蒌皮30克，瓜蒌子30克，红花10克，桔梗30克，生甘草5克，枳壳10克。

【用法】水煎服，每日1剂。

【功效】理气化痰。

【主治】带状疱疹后遗神经痛。

【来源】中国民间疗法，2015，23（10）

·元胡止痛片·

【组成】延胡索、白芷。

【用法】口服，每次5片，每日3次。

【功效】理气活血止痛。

【主治】带状疱疹后遗神经痛。

【来源】现代药物与临床，2015，30（10）

·珍宝丸·

【组成】肉豆蔻、白豆蔻、麝香、珍珠、沉香、牛黄等29味药物。

【用法】每次12粒，每日2次，7日为1个疗程，治疗4个疗程。

【功效】安神镇静，通经活络。

【主治】带状疱疹后遗神经痛。

【来源】中华中医药杂志，2015，30（11）

·四逆散合桂枝茯苓丸·

【组成】柴胡12克，赤芍10克，枳壳10克，桂枝10克，茯苓10克，牡丹皮10克，桃仁10克，炙甘草6克，三七6克（研末分冲），全蝎6克（研末分冲）。

加减：气虚血瘀加黄芪、党参、当归；气滞血瘀加王不留行、红花、淫羊藿。

【用法】每日1剂，水煎分2次服，7日为1疗程。服药期间忌辛辣、荤腥、烟酒、劳累。

【功效】疏肝散结，活血止痛。

【主治】带状疱疹后遗神经痛。

【来源】国医论坛，2016，31（1）

∽·清热止痛汤·∾

【组成】柴胡12克，金银花21克，板蓝根21克，龙胆12克，黄芩9克，栀子9克，牡丹皮15克，紫草12克，薏苡仁30克，赤小豆30克，延胡索15克，川芎12克，白芷15克，细辛3克，白芍30克，甘草6克。

【用法】每日1剂，水煎400毫升，早、晚饭后半小时温服。

【功效】清热活血止痛。

【主治】带状疱疹后遗神经痛。

【来源】中医药临床杂志，2016，28（1）

∽·重剂芍药甘草汤·∾

【组成】白芍60克，炙甘草30克，生黄芪30克，当归20克，生地黄30克，金银花10克，连翘30克，蒲公英30克，柴胡10克，桑枝20克。

【用法】水煎服，每日1剂，分2次服。

【功效】缓急止痛，扶正养阴，兼清余邪。

【主治】带状疱疹后遗神经痛。

【来源】浙江中医药大学学报，2016，40（3）

∽·高普膏方·∾

【组成】黄芪360克，麦冬180克，五味子108克，太子参360克，炒栀子180克，淡豆豉140克，百合140克，天麻150克，川牛膝150克，怀牛膝150克，龙骨150克，牡蛎150克，石决明150克，熟地黄140克，生地黄140克，陈皮180克，木香108克，焦三仙各120克，延胡索108克，北柴胡180克，白芍180克，黄芩180克，黄精180克，党参180克，麸炒白术180克，醋香附108克，阿胶108克，龟甲胶108克，鳖甲胶108克，大枣60克，茯苓180克，茯神180克，远志140克，酸枣仁360克，龙齿150克，柏子仁108克，首乌藤180克，鸡血藤300克，桂枝108克，小茴香108克，赤芍108克，川芎108克，红花108克，土鳖虫60克，乌梢蛇90克，密蒙花108克，代代花108克，菊花108克，黄连150克，珍珠母108克，胡芦巴130克，葛根130克，天花粉180克，鬼箭羽150克，山楂150克，桑叶150克，荷叶150克，泽泻130克，淫羊藿108克，土茯苓108克，蝉蜕108克，苦参150克，黄柏150克，金银花150克，野菊花150克，蒲公英120克，鱼腥草300克，郁金108克，厚朴180克，枳壳108克，炙甘草108克。辅料为木糖醇。

【用法】药物制成膏方共120袋，每袋10克，早、晚各服1袋。

【功效】清热解毒，活血化瘀，通络止痛，扶正固本，标本同治。

【主治】带状疱疹后遗神经痛。

【来源】中医杂志，2016，57（7）

疏风解毒胶囊

【组成】虎杖、连翘、板蓝根、柴胡、败酱草、马鞭草、芦根、甘草。

【用法】每次4粒，每日3次。

【功效】清热解毒，活血化瘀。

【主治】带状疱疹后遗神经痛。

﹏ · 赵炳南活血散瘀汤 · ﹏

【组成】制三棱15克，制莪术15克，桃仁15克，红花15克，鸡血藤30克，鬼箭羽30克，白花蛇舌草15克，陈皮10克。

临床上根据发病部位辨证加减，疼痛发于头面加白芷10克，川芎10克；躯干部加郁金10克，延胡索15克，川楝子10克；上肢加片姜黄10克；下肢加川牛膝10克。

【用法】水煎300毫升，每日2次。

【功效】疏通经络，活血止痛。

【主治】带状疱疹后遗神经痛。

【来源】四川中医，2016，34（4）

﹏ · 活血蠲痛汤 · ﹏

【组成】珍珠母30克，白芍20克，生地黄15克，当归10克，柴胡10克，川楝子10克，瓜蒌10克，川芎10克，红花10克，延胡索10克，桃仁10克，炙甘草3克。

【用法】水煎200毫升，每日1次。

【功效】养血活血，祛风通络。

【主治】带状疱疹后遗神经痛。

【来源】实用中医药杂志，2016，32（5）

﹏ · 九味羌活汤 · ﹏

【组成】羌活15克，防风15克，苍术15克，细辛3克，川芎10克，白芷10克，黄芩10克，生地黄10克，甘草6克。

根据疼痛位置，太阳、阳明、太阴、少阳、厥阴经分别重用羌活、白芷、苍术、黄芩、川芎；疼痛喜按者改生地黄为熟地黄，加当归、党参；刺痛明显者加桃仁、红花、皂角刺；胀痛明显者加枳壳、香附；阴虚者重用甘草，加熟地黄、女贞子。

【用法】每日1剂，水煎400毫升，早、晚餐后半小时温服，疗程30日。

【功效】祛风通络止痛。

【主治】带状疱疹后遗神经痛。

【来源】亚太传统医药，2016，12（10）

门纯德芍药钩藤木耳汤

【组成】生白芍30克，钩藤30克，炙甘草9克，郁李仁6克，全蝎6克，天麻6克，僵蚕9克，莴苣子10克，黑木耳15克。

【用法】水煎服。

【功效】柔肝养血，缓急止痛。

【主治】带状疱疹后遗神经痛。

【来源】山西中医学院学报，2016，17（3）

马拴全经验方

【组成】当归14克，川芎15克，白芍12克，乳香6克，没药6克，丹参15克，红花12克，桃仁12克，延胡索20克，川楝子12克，青皮14克，陈皮12克，三七粉3克（冲服），丝瓜络12克，忍冬藤15克，甘草9克，蜈蚣2条。

根据发病部位加减用药：头部加藁本、川芎；面部加菊花、凌霄花；眼睑加谷精草；眉棱骨加白芷；鼻部加辛夷花；口唇加芡实；耳轮加龙胆；胸部加厚朴；乳房加橘皮、橘叶；上肢加片姜黄；背部加羌活；腰部加杜仲；腹部加姜厚朴；下肢加牛膝；体弱加黄芪、党参；便秘加大黄。

【用法】水煎服。

【功效】活血化瘀，通络止痛。

【主治】带状疱疹后遗神经痛。

【来源】云南中医中药杂志，2016，37（8）

～· 桃红四物汤合玉屏风散 ·～

【组成】桃仁15克，红花10克，川芎10克，当归10克，生地黄20克，赤芍15克，丹参15克，香附15克，延胡索15克，三棱15克，莪术15克，黄芪30克，白术15克，防风15克，琥珀8克（冲），大青叶15克，薏苡仁30克。

【用法】水煎服，连服2周。

【功效】补气活血，疏通经络，调和营卫，化瘀止痛。

【主治】带状疱疹后遗神经痛。

【来源】四川医学，2016，37（9）

～· 三合三虫汤 ·～

【组成】黄芪60克，当归10克，赤芍10克，川芎6克，桃仁10克，红花10克，枳壳6克，乳香4.5克，没药4.5克，地龙6克，全蝎6克，蜈蚣2条。

【用法】每日1剂，水煎服。

【功效】理气活血，通络止痛，标本兼治，攻补兼施。

【主治】带状疱疹后遗神经痛。

【来源】内蒙古中医药，2016，35（10）

～· 当归四逆汤合大乌头汤加减 ·～

【组成】生黄芪250克，当归30克，桂枝45克，木通10克，细辛3克，大枣12枚，炒白芍45克，炙甘草90克，制川乌30克，干姜60克，麻黄15克，防风30克，生附片30克，黑豆30克，生姜30克，蜂蜜150克。

【用法】每日1剂，水煎分3次服。

【功效】温经散寒，养血通脉。

【主治】带状疱疹后遗神经痛。

【来源】中医临床研究，2016，8（30）

～· 活血散瘀汤 ·～

【组成】陈皮6克，白花蛇舌草、桃仁、制莪术、红花、制三棱各10克，鬼箭羽、鸡血藤各15克。

根据患者实际疼痛部位辨证加减，若位于上肢，加片姜黄10克；位于下肢，加川牛膝10克；位于躯干部，加川楝子、郁金各10克，延胡索15克；位于头面部，加川芎、白芷各10克。

【用法】每日1剂，每剂煎2次，每次约150毫升，早、晚各服1次，疗程为10日。

【功效】通络止痛，清除余毒。

【主治】带状疱疹后遗神经痛。

【来源】临床医药文献杂志，2016，3（56）

～· 身痛逐瘀汤 ·～

【组成】红花9克，桃仁9克，当归9克，五灵脂6克，秦艽3克，川芎6克，没药6克，羌活3克，地龙6克，香附3克，牛膝9克，甘草6克。

【用法】水煎服。

【功效】疏通经络，清热祛湿毒。

【主治】带状疱疹后遗神经痛。

【来源】四川中医，2016，34（12）

❧· 止痛如神汤加减 ·❧

【组成】秦艽10克，防风10克，桃仁15克，皂荚子15克，黄芪20克，当归10克，槟榔10克，全蝎3克，泽泻6克，熟大黄6克，酸枣仁20克，芍药10克，甘草6克。

神经痛发生在头部，加藁本10克；发生在上肢，加姜黄10克；发生在躯干部，加柴胡10克；发生在下肢，加川牛膝12克。

【用法】每日1剂，水煎至200毫升左右，早、晚分服。

【功效】行气活血止痛。

【主治】带状疱疹后遗神经痛。

【来源】中国当代医药，2016，23（36）

❧· 化瘀止痛汤 ·❧

【组成】川楝子15克，醋延胡索10克，制乳香12克，制没药12克，醋三棱9克，醋莪术9克，当归12克，丹参12克，甘草10克。

【用法】每日1剂，水煎2次，取汁300毫升，分早、晚2次服。

【功效】养血行气，破血逐瘀，通络止痛。

【主治】带状疱疹后遗神经痛。

【来源】河北中医，2017，39（2）

❧· 升阳散火汤加减 ·❧

【组成】人参10克，柴胡10克，升麻6克，生白芍15克，防风10克，羌活10克，独活10克，莲子心3克，淡竹叶10克，醋延胡索10克，乌药10克，生地黄10克，黄连6克，牡丹皮10克，生石膏

（先煎）15克，甘草6克。

【用法】 水煎400毫升，每日2次，早、晚温服。

【功效】 扶阳补气，宣发郁热，行气散瘀止痛。

【主治】 带状疱疹后遗神经痛。

【来源】 长春中医药大学学报，2017，33（3）

黄芪桂枝五物汤合瓜红散

【组成】 生黄芪30克，桂枝、赤芍、大枣、生姜各10克，瓜蒌30克，红花、生甘草各5克。

辨证加减：湿重加薏苡仁50克；毒甚加金银花、连翘各15克；肝郁加蒺藜10克；肾阴虚加熟地黄20克，肾阳虚加炮附子6克。

【用法】 每日1剂，水煎2次，取汁400毫升，分早、晚服用。

【功效】 益气通络，温经和血通痹。

【主治】 带状疱疹后遗神经痛。

【来源】 浙江中西医结合杂志，2017，27（6）

柴胡疏肝散合桃红四物汤加减

【组成】 柴胡10克，陈皮10克，川芎12克，赤芍12克，枳壳10克，香附12克，桃仁12克，红花12克，当归10克，生地黄10克。

随症加减，如心烦眠差者加珍珠母30克，生牡蛎30克，栀子12克，酸枣仁15克；疼痛剧烈者加延胡索12克，制乳香10克，制没药10克，全蝎6克。

【用法】 上药煎汁，每日1剂，分早、晚温服，10日为1个疗程。

【功效】 疏肝理气，活血化瘀，通络止痛。

【主治】 带状疱疹后遗神经痛。

【来源】西部中医药，2017，30（9）

∽· 活血散瘀止痛汤 ·∽

【组成】桃仁15克，红花10克，制没药10克，延胡索20克，川芎15克，赤芍15克，栀子10克，大青叶15克，木香5克，黄芪18克，莪术15克，全蝎10克，甘草8克。

疼痛发于上肢者加片姜黄；发于胸部者加瓜蒌；发于下腹部者加川楝子；发于下肢者加牛膝。

【用法】每日1剂，水煎取汁，分早、晚2次饭后30分钟温服。

【功效】行气活血，散瘀通络，解毒定痛。

【主治】带状疱疹后遗神经痛。

【来源】中国中医药科技，2017，24（5）

∽· 龙胆参麦止痉汤 ·∽

【组成】龙胆15克，栀子10克，黄芩10克，柴胡6克，党参20克，麦冬10克，五味子5克，蜈蚣2只、全蝎5克，川楝子10克，延胡索15克，甘草5克。

【用法】每日1剂，水煎2次，各取汁300毫升，混合均匀后分为3等份，各200毫升，分别于早、中、晚饭后1小时各服200毫升。用药期间禁食辛辣、燥热之品。

【功效】清热利湿，益气养阴，活血止痛。

【主治】带状疱疹后遗神经痛。

【来源】实用中西医结合临床，2017，17（9）

∽· 补阳还五汤加味 ·∽

【组成】生黄芪20克，赤芍10克，川芎15克，当归10克，地龙10克，桃仁6克，红花6克，薏苡仁15克，清半夏6克，滑石10克，栀子9克，茯苓皮15克，冬瓜皮15克，旋覆花10克，丝瓜络10克，丹参15克。

【用法】水煎服，每日1剂，早、晚饭后分服。

【功效】益气解毒，兼清热祛湿通络。

【主治】带状疱疹后遗神经痛。

【来源】环球中医药，2017，10（10）

❦·瓜蒌全蝎汤·❧

【组成】黄芪30克，全瓜蒌30克，当归10克，生地黄20克，制何首乌20克，丹参20克，红花5克，延胡索12克，枳壳10克，牡丹皮15克，白芍30克，五灵脂10克，地龙10克，全蝎2条。

【用法】水煎至300毫升，每日1剂，分2次服用。

【功效】清热涤痰，活血理气，通络止痛。

【主治】带状疱疹后遗神经痛。

【来源】实用妇科内分泌杂志，2017，4（34）

❦·血府逐瘀汤加减·❧

【组成】桃仁9克，红花9克，柴胡9克，赤芍10克，白芍10克，枳壳10克，当归9克，川芎10克，生地黄15克，桔梗10克，延胡索10克，三棱7克，鸡血藤15克，地龙10克，蜈蚣2克。

加减：气虚乏力者加黄芪30克，茯苓15克，白术12克；气阴不足伴口干、便结者加黄芪15克，女贞子15克，麦冬15克；夜寐欠安者加酸枣仁15克，珍珠母30克（打碎先煎）；头面部疼痛者加白芷12克，石菖蒲15克；上肢疼痛者加桑枝9克；下肢疼痛者加独活9克，怀牛膝15克。

【用法】每日1剂，加水500毫升，煎取300毫升，分早、晚2次饭后温服。

【功效】活血化瘀，通络止痛。

【主治】带状疱疹后遗神经痛。

【来源】福建中医药，2017，48（6）

❧ · 方玉甫蛇丹愈后丸 · ❧

【组成】熟大黄150克，黄芪300克，青皮、香附各180克，蜈蚣、全蝎、土鳖虫各120克，白芍、赤芍、丹参、地黄、黄芩、苦杏仁各60克。

疼痛剧烈者大黄增至300克；夜寐不安者加益智仁、酸枣仁各150克；腰膝酸软明显者加杜仲、续断各100克；脾虚湿盛者加藿香、佩兰各100克；腹部胀闷、呃逆者加厚朴150克，香附增至300克。

【用法】制成丸剂，每丸3克，每次1丸，每日3次。

【功效】化瘀解毒，行气通络，补气养血。

【主治】带状疱疹后遗神经痛。

【来源】中国实验方剂学杂志，2018，24（8）

❧ · 活血散瘀汤 · ❧

【组成】鸡血藤15克，鬼箭羽15克，红花10克，桃仁10克，延胡索10克，川楝子10克，木香10克，陈皮10克，全丝瓜10克，忍冬藤15克。

【用法】每日1剂，水煎，早、晚各300毫升温服。

【功效】活血化瘀，止痛，舒经活络。

【主治】带状疱疹后遗神经痛。

【来源】实用中医药杂志，2018，34（2）

ᦲ᪲ᦲ · 俞晓飞清热祛湿汤 · ᦲ᪲ᦲ

【组成】天麻12克，炒白芍60克，柴胡12克，郁金9克，炒白术10克，炙甘草12克，茯苓10克，石菖蒲9克，制半夏12克，忍冬藤15克，牡丹皮9克，生栀子9克，淡竹叶9克，竹茹12克，川芎15克，延胡索18克，僵蚕12克，全蝎3克，蜈蚣1条，山药30克。

【用法】每日1剂，水煎取汁300毫升，分早、晚2次服。

【功效】清热解毒化湿，疏肝解郁散结，辅以行气活血化瘀。

【主治】带状疱疹后遗神经痛。

【来源】河北中医，2018，40（1）

ᦲ᪲ᦲ · 灵芪解毒汤 · ᦲ᪲ᦲ

【组成】灵芝6克，黄芪15克，三七5克，醋没药10克，白芍15克，紫草10克，连翘10克，板蓝根15克，薏苡仁10克，炒瓜蒌子10克，大青叶10克，醋延胡索15克，珍珠母20克，全蝎3克，甘草10克。

加减：患病部位在头面部者，加菊花10克或川芎10克；在下腹或下肢者，加黄柏10克，牛膝10克；伴有肢体关节疼痛者，加威灵仙10克；伴咽喉肿痛不适者，加炒牛蒡子10克；情绪焦躁者，加郁金10克；大便稀薄、脾胃虚弱者，去紫草加茯苓10克，白术10克；夏季发病湿热较重者，加淡竹叶5克，龙胆5克，蒲公英10克；口中异味、易生溃疡者，加生石膏10克或石斛10克。

【用法】每日1剂，水煎取汁300~600毫升，分早、晚饭后服用。

【功效】扶正祛邪，活血通络。

【主治】带状疱疹后遗神经痛。

【来源】湖南中医杂志，2018，34（2）

∽· 理气镇痛汤 ·∾

【组成】柴胡12克，瓜蒌皮12克，生地黄10克，当归10克，红花6克，川芎10克，泽泻12克，延胡索15克，紫草10克，火麻仁10克，甘草6克。

【用法】每日1剂，水煎300毫升，分早、晚2次温服。

【功效】理气镇痛。

【主治】带状疱疹后遗神经痛。

【来源】湖南中医杂志，2018，34（2）

∽· 小金丸 ·∾

【组成】人工麝香、木鳖子（去壳去油）、制草乌、枫香脂、醋乳香、醋没药、醋五灵脂、酒当归、地龙、香墨。

【用法】每次1.2~3克，每日2次。

【功效】散结消肿，化瘀止痛。

【主治】带状疱疹后遗神经痛。

【来源】数理医药学杂志，2018，51（4）

∽· 解毒止痛汤 ·∾

【组成】龙胆5克，黄芩10克，栀子10克，延胡索10克，川芎10克，白术10克，泽泻10克，当归10克，生地黄20克，柴胡10克，甘草10克。

【用法】水煎300毫升，分3次口服，每次100毫升，每日1剂。

【功效】清热解毒，疏肝健脾，活血化瘀，通络止痛。

【主治】带状疱疹后遗神经痛。

【来源】中国中医急症，2018，27（4）

·◦ 边天羽疏肝活血汤加减 ◦·

【组成】柴胡10克，薄荷10克，黄芩10克，栀子10克，当归尾10克，赤芍10克，红花10克，莪术10克，陈皮10克，甘草6克，黄芪30克，桂枝10克。

【用法】每日1剂，早、晚分服。

【功效】疏肝活血。

【主治】带状疱疹后遗神经痛。

【来源】湖南中医杂志，2018，34（7）

·◦ 带痛方 ◦·

【组成】郁金、延胡索、黄芪、丹参、白芍各30克，炒酸枣仁、当归、熟地黄、三七各15克，全蝎5克，炙甘草10克，川芎12克。

加减：余毒未清，大便秘结者，加大黄以泻热通便，导火下行；胃纳减少者，加鸡内金、谷芽以健脾消食；口干口苦者，加绵茵陈、栀子以清热利湿；口干潮热，阴虚明显者，可去川芎、当归，加太子参、沙参以益气养阴。引经药的运用：病在下肢加牛膝；病在胸背加枳壳；病在上肢加桑枝；病在头面部加白芷。

【用法】上药加水1000毫升，浸泡30分钟，煎沸30分钟后将药液滤出，重新加水600毫升煎煮，2次药液混合共约400毫升，分早、晚2次，饭后30分钟温服。

【功效】补益气血，活血化瘀，行气止痛。

【主治】带状疱疹后遗神经痛。

【来源】新中医，2018，50（8）

赖新生柴杖解毒汤

【组成】北柴胡12克，虎杖12克，荷叶30克，赤芍15克，白芍15克，土茯苓30克，石榴皮30克，蒺藜20克，牡丹皮15克，连翘12克，天冬12克，荆芥10克，蝉蜕10克，藁本10克，甘草6克。

辨证加减：若为风热毒夹杂，以柴杖解毒汤为主，以风热为主者，重用连翘、荆芥、防风等以疏风解表泻热；以毒为主者，配合使用黄连解毒汤，重在泻火解毒止痛。若为风寒阻滞，以麻黄附子细辛汤为主（麻黄15克，炮附子30克，细辛3克，防风15克，荆芥15克，桂枝15克，白芍15克，甘草6克）。患处不同亦配合使用不同的药物：病在腰者，配以墨旱莲、女贞子等补益肝肾；病在胸部者，配以丹参、淡竹叶等清心除烦，活血止痛；病在四肢者，配以桑枝、威灵仙等祛风湿，利关节。

【用法】水煎服，每日1剂。

【功效】疏肝泻火，祛风除湿，解毒止痛。

【主治】带状疱疹后遗神经痛。

【来源】中医杂志，2018，59（16）

疏肝化瘀止痛汤

【组成】柴胡12克，白芍20克，香附12克，延胡索12克，桃仁15克，红花5克，丹参20克，鸡血藤15克，生地黄15克，甘草5克，三七粉10克，乳香10克，没药10克。

根据病情辨证加减：热毒未尽者，加栀子、连翘；疼痛重者，加蜈蚣；气虚体弱者，加黄芪、党参；阴血虚者，加地黄、麦冬；气阴两虚者，加麦冬；心烦失眠者，加酸枣仁；肢体沉重麻木者，加防风；便秘者，加瓜蒌仁；瘙痒重者，加防风、蝉蜕。

【用法】将药物用冷水浸泡20分钟后，大火煎沸10分钟，文火煎煮20分钟。每剂煎2次，合并药液，三七粉冲入药液中，每日3次，温服。

【功效】疏肝解郁，活血行气止痛。

【主治】带状疱疹后遗神经痛。

【来源】皮肤病与性病，2018，40（3）

芍药甘草汤合失笑散加减

【组成】当归12克，丹参30克，白芍40克，甘草20克，延胡索10克，川楝子10克，鸡血藤30克，炒蒲黄10克，酒五灵脂10克。

发病部位为上肢者加桑枝；下肢者加木瓜；头颈部者加蔓荆子；躯干者加瓜蒌皮。

【用法】水煎，每日1剂，分早、晚2次温服，7日为1个疗程。

【功效】疏肝理气，通络止痛，活血化瘀。

【主治】带状疱疹后遗神经痛。

【来源】实用中西医结合临床，2018，18（6）

益气通络汤

【组成】黄芪30克，西洋参20克，熟地黄20克，当归20克，百合20克，土鳖虫10克，红花10克，延胡索10克，香附10克，丹参10克。

【用法】每日1剂，水煎早、晚分服。

【功效】健脾通络止痛。

【主治】带状疱疹后遗神经痛。

【来源】现代中西医结合杂志，2018，27（21）

·复元活血汤加减·

【组成】红花6克，大黄12克，黄芪12克，天花粉9克，当归9克，桃仁9克，柴胡9克，甘草6克。

下肢严重者加川牛膝9克；上肢严重者加桑叶9克；头面部严重者加川芎9克，升麻6克。

【用法】水煎服，每次200毫升，每日2次。

【功效】活血祛瘀，疏肝通络。

【主治】带状疱疹后遗神经痛。

【来源】云南中医中药杂志，2018，39（8）

·加味瓜蒌散·

【组成】全瓜蒌、太子参各30克，怀山药、生地黄、麦冬、白芍各15克，僵蚕10克，甘草5克，红花3克，三七粉2克（冲服）。

加减：发于头颈部者，加白芷、白菊花、蔓荆子；发于胸胁部者加柴胡、旋覆花、茜草；发于腰部者，加牛膝、虎杖；阴虚甚者，加制何首乌、枸杞子、北沙参；少寐者，加首乌藤、合欢皮；气虚甚者，加黄芪、党参、白术；皮肤痒甚者，加蒺藜、钩藤、牡丹皮；大便秘结者，加决明子、火麻仁、生大黄（后下）；痛甚者，加川楝子、丹参、板蓝根、全蝎。

【用法】水煎服。

【功效】疏肝润燥，缓急止痛。

【主治】带状疱疹后遗神经痛。

【来源】临床医药文献杂志，2018，5（80）

活血解毒止痛方

【组成】川芎、鸡血藤、延胡索各20克，黄芪、苏木、赤芍、红花、金银花、板蓝根、桃仁、白芍各15克，蒲公英、鬼箭羽、炙甘草各10克。

【用法】水煎服，取300~400毫升药液，每日分早、晚2次饭后温服，每日1剂，治疗期间饮食清淡，注意休息。

【功效】活血解毒，祛邪止痛。

【主治】带状疱疹后遗神经痛。

【来源】陕西中医，2018，39（11）

祛痛通络汤

【组成】白芍10克，红花10克，桃仁10克，当归12克，延胡索10克，车前草9克，忍冬藤12克，川芎9克，路路通10克，丝瓜络10克，川楝子10克，沉香6克，全蝎3克，甘草6克。

【用法】水煎早、晚分服，疗程为1个月。

【功效】活血化瘀，行气止痛。

【主治】带状疱疹后遗神经痛。

【来源】世界最新医学信息文摘，2018，18（A0）

丹栀逍遥丸加减

【组成】牡丹皮、连翘、当归、芍药、茯苓各12克，焦栀子、郁金、菖蒲、川芎各10克，丹参15克，白术9克，甘草6克。

【用法】水煎服，每日1剂，分2次服，5日为1疗程。

【功效】疏肝解郁，健脾和营，兼清郁热。

【主治】带状疱疹后遗神经痛。

【来源】浙江中医杂志，2018，53（12）

❧·李佃贵化浊解毒方·❧

【组成】藿香12克，佩兰10克，黄连6克，黄柏12克，厚朴9克，当归15克，白芍20克，白花蛇舌草20克，半枝莲12克，百合15克，生地黄20克，合欢皮20克，蜈蚣2条，全蝎10克，甘草6克。

【用法】水煎服，每日1剂，分早、晚2次饭后温服。

【功效】化浊解毒，祛瘀止痛。

【主治】带状疱疹后遗神经痛。

【来源】中国误诊学杂志，2018，13（12）

❧·五味消毒饮合龙胆泻肝汤·❧

【组成】金银花、野菊花、蒲公英、紫背天葵子、紫花地丁、车前子各15克，当归6克，木通、龙胆、柴胡各10克，黄芩、栀子、泽泻各12克，生地黄20克。

【用法】每日1剂，水煎服，连续治疗1个月。

【功效】开三焦热结，利湿消肿。

【主治】带状疱疹后遗神经痛。

【来源】当代医学，2019，25（5）

❧·黄芪桂枝五物汤加减·❧

【组成】生黄芪30克，桂枝15克，首乌藤12克，柴胡6克，赤芍15克，大枣3枚，生姜10克，丹参12克，当归10克。

【用法】每日1剂，水煎400毫升，分早、晚饭后各200毫升温服。

【功效】行气和血，温经通痹。

【主治】带状疱疹后遗神经痛。

【来源】宁夏医学杂志，2019，41（2）

❧·理气活血通络汤·❧

【组成】桃仁6克，红花10克，丹参15克，赤芍10克，川芎10克，白芍15克，延胡索10克，枳壳10克，生甘草6克，柴胡6克，全蝎3克，蜈蚣2条、川楝子10克，威灵仙10克，山茱萸10克，茯苓10克，白术10克。

【用法】水煎300毫升，早、晚分2次温服，每日1剂。

【功效】理气活血，通络止痛。

【主治】带状疱疹后遗神经痛。

【来源】江西中医药，2019，50（6）

❧·全川散·❧

【组成】全蝎30克，川芎30克。

【用法】研极细粉末，每次口服1克，每日2次，疗程1个月。

【功效】息风镇痉，行气开郁，祛风燥湿，活血通络止痛。

【主治】带状疱疹后遗神经痛。

【来源】皮肤病与性病，2019，41（3）

❧·四虫养血汤·❧

【组成】全蝎6克，蜈蚣2条，僵蚕、土鳖虫各10克，黄芪、当归各15克，桃仁、红花、甘草各10克。

临床根据患者疼痛部位的不同各加引经药：头面痛加川芎、白芷各10克；躯干痛加柴胡15克，郁金10克；上肢痛加羌活、姜黄各10克；下肢痛加独活、怀牛膝各10克。辨证属脾虚湿盛加茯苓、白术各10克以健脾利湿；热毒炽盛加大黄6克，栀子10克以泻火解毒；腹部胀满加枳实、厚朴各10克以理气消胀。

【用法】每日1剂，加冷水800毫升，浸泡30分钟后大火煮开，文火煎至300毫升，早、晚各150毫升温服，4周为1个疗程。

【功效】益气养血，搜风通络。

【主治】带状疱疹后遗神经痛。

【来源】陕西中医，2019，40（9）

麻黄附子细辛汤

【组成】麻黄6~15克，附子（先煎）6~20克，细辛3克。

按疼痛部位随证加减：头部加川芎、白芷；颈项加葛根、羌活；胁肋部加柴胡、川楝子；上肢加桂枝、赤芍；下肢加桑枝、牛膝。按舌质、舌苔随证加减：舌质红、苔薄白加菊花、蔓荆子；舌质红、苔白腻加茯苓、猪苓、白术、泽泻；舌质红、苔黄腻加厚朴、枳实、竹茹；舌质黯、苔薄白加地龙、赤芍、全蝎。按大便随证加减：大便几日未行加酒大黄、桃仁、当归；大便每日1行、便难加瓜蒌、火麻仁、生黄芪；大便稀溏加茯苓、炒白术、陈皮。

【用法】每日1剂，水煎服，7日为1个疗程。

【功效】温经通阳，除痹止痛。

【主治】带状疱疹后遗神经痛。

【来源】山西中医，2019，35（10）

四君子汤合金铃子散加减

【组成】党参12克，白术10克，茯苓12克，川楝子10克，延胡索10克，薏苡仁30克，丹参15克，郁金10克，川芎10克，牡丹皮10克，柴胡10克，山药10克，甘草5克。

【用法】水煎服，每日1剂，早、晚分服。

【功效】健脾益气，活血止痛。

【主治】带状疱疹后遗神经痛。

【来源】中医药临床杂志，2019，31（10）

～· 疏肝散火汤 ·～

【组成】柴胡10克，白芍10克，栀子10克，姜黄10克，酒炒黄芩12克，当归15克，牡丹皮15克，全蝎6克，甘草6克，细辛3克，大枣3枚。

【用法】水煎服，每日早、晚服用，连续服用3周。

【功效】疏肝散火。

【主治】带状疱疹后遗神经痛。

【来源】智慧健康，2019，5（36）

～· 加味散血葛根汤 ·～

【组成】川芎、丹参、香附、紫苏叶各20克，红花、升麻、白芷、防风、葛根、法半夏各15克，细辛3克，羌活、桔梗各10克，水蛭、甘草各5克。

【用法】水煎服。

【功效】散血行瘀，消肿止痛，疏风解毒。

【主治】带状疱疹后遗神经痛。

【来源】中国实验方剂学杂志，2020（7）

～· 理中汤加减 ·～

【组成】附片20克（先煎），干姜12克，细辛3克，红花10克，路路通15克，党参15克，炙甘草6克。

【用法】水煎服。

【功效】扶阳活血，益气通络止痛。

【主治】带状疱疹后遗神经痛。

【来源】中国民族民间医药，2019，28（24）

·三紫汤·

【组成】紫草10克，紫参15克，紫花地丁30克，车前子10克，茯苓皮15克，甘草10克，红叶铁线莲6克，延胡索9克，大青叶15克。

【用法】水煎服，每日1剂。

【功效】凉血清热，解毒利湿，活血止痛。

【主治】带状疱疹后遗神经痛。

【来源】河北中医，1984（4）

·解毒止痛灵·

【组成】黄芩10克，连翘20克，板蓝根25克，延胡索25克，僵蚕20克，柴胡15克，香附15克，川楝子15克，薄荷15克，陈皮15克，甘草15克。

【用法】水煎服，每日1剂，日服3次。

【功效】清热解毒，化病行气止痛。

【来源】黑龙江中医药，1988（2）

·虎杖解毒汤·

【组成】虎杖15克，板蓝根20克，牡丹皮13克，赤芍13克，蝉蜕10克，甘草5克。

【用法】水煎服，每日1剂。

【功效】清热解毒，凉血散血。

【来源】新中医，1982（1）

第二节 外用方

· 复方辣椒素贴片 ·

【组成】水杨酸乙二醇、醋酸生育酚、dl-樟脑、l-薄荷醇、辣椒提取液。

【用法】按照疼痛面积，将贴片剪成相应大小，贴在患处，每12小时更换1贴，2周为1个疗程。

【功效】活血止痛。

【主治】带状疱疹后遗神经痛。

【来源】临床麻醉学杂志，2005（5）

· 冰红止痛酊 ·

【组成】红花、乳香、没药、地龙、细辛、冰片等。

【用法】取上药粗粉搅拌浸渍于80%乙醇溶液中60日（置于适宜的陶瓷容器中，注意密封），倾取浸出液过滤密封。用棉签蘸取药液外涂疼痛区域。治疗期间视觉模拟评分法（VAS）在8分以上者每2~3小时外涂1次，5~8分每4小时外涂1次，3~5分每6小时外涂1次，3分以下每12小时外涂1次。

【功效】活血通络止痛。

【主治】带状疱疹后遗神经痛。

【来源】光明中医，2011，26（10）

· 镇江膏药 ·

【组成】乌梢蛇、羌活、防风、芥子、独活、当归、洋金花、血余炭、马钱子、麻黄、巴豆、白芷、红花、三棱、桃仁、九香虫、生川乌、生草乌、天南星、肉桂、土鳖虫、蜈蚣。

【用法】取镇江膏药用酒精灯低温烘软后，贴于痛处，多点疼痛可以同时外贴数张，1贴膏药可以贴5日，10日为1疗程。

【功效】祛风止痛，舒筋活血。

【主治】带状疱疹后遗神经痛。

【来源】中医外治杂志，2011，20（3）

止痛液

【组成】生川乌、生草乌、乳香、没药、生天南星、生半夏、生山乌龟、藤商陆、重楼等药物各15克。

【用法】上药研碎，白醋一瓶浸泡而成。外搽疼痛处皮肤，每日4~6次。

【功效】化瘀散结，温经止痛。

【主治】带状疱疹后遗神经痛。

【来源】中医药导报，2011，17（3）

麝香止痛酊

【组成】麝香、血竭、乳香、没药、生川乌、生草乌、红花、丹参、当归、川芎、白芷、泽兰、薄荷脑、冰片等。

【用法】上药混合，用500毫升二锅头酒浸泡1周后使用。涂擦患处，每日3次，每次擦揉20~30下，连续治疗15日。

【功效】祛风除湿，活血舒筋，消肿止痛。

【主治】带状疱疹后遗神经痛。

【来源】陕西中医，2012，33（8）

～·通脉止痛贴·～

【组成】醋香附15克，醋延胡索30克，全蝎6克，五灵脂12克，红花15克，川乌1克，草乌1克。

【用法】将上述药物研成极细末，姜汁调成膏，制成1厘米×1厘米的药贴穴位贴敷。

【功效】通经活络止痛。

【主治】带状疱疹后遗神经痛。

【来源】循证护理，2018，4（7）

～·六神丸·～

【组成】牛黄、麝香、蟾酥、雄黄、冰片、珍珠。

【用法】六神丸研为细末，麻油调匀外敷。

【功效】清热解毒，活血通经止痛。

【主治】带状疱疹后遗神经痛。

【来源】光明中医，2005（8）

～·复方七叶莲霜·～

【组成】七叶莲、马钱子、王不留行、冰片、桉叶油。

【用法】上药经提取制成水包油霜剂，外擦局部疼痛部位皮肤，每日4次，4周为1个疗程。

【功效】活血去瘀，散热消肿，通络止痛。

【主治】带状疱疹后遗神经痛。

【来源】中国中医药信息杂志，2001（10）

～·七雄散·～

【组成】白芷10克，天花粉10克，轻粉5克，雄黄8克，冰片

10克，重楼10克，朱砂5克。

【用法】上药各研细末，混匀备用。将药粉12克加入20克凡士林中搅匀，敷于疱疹部位，约1元硬币厚度，外用塑料布封包。隔日换药1次。治疗期间忌食辛辣，注意休息。

【功效】祛风清热解毒止痛。

【主治】带状疱疹后遗神经痛。

【来源】中医外治杂志，2011.4（21）

～·　赤蜈散　·～

【组成】青黛、雄黄各10克，木芙蓉叶（晒干）30克，蜈蚣3条，赤小豆30克。

【用法】上药共研细末，用麻油调匀，均匀摊于纱布上，敷于患处，胶布固定，每2日换药1次。

【功效】清泻肝火，解毒利湿，活血止痛。

【主治】带状疱疹后遗神经痛。

【来源】四川中医，2008，26（1）

第三章　眶上神经痛

眶上神经痛是指眶上神经分布的前额部、眶周不明原因持续性或阵发性疼痛。但眼球及其附属器无器质性病变，为眼科常见病。多见于成年人，女性多于男性。病因与吹风受凉、感冒、外伤等因素有关。

一、中医学对眶上神经痛的认识

【病因病机】

中医称之为"眉棱骨痛""眉骨风"，病名最早记载于《眼科阐微》。本病多由三阳经受邪而致，尤其是阳明经受邪多见。外感风寒湿邪，内夹痰浊，壅滞经脉，阻遏气血，气滞血瘀，不通则痛；或外感风寒燥火，内有痰湿瘀血，内外合邪，犯于三阳经筋，滞于颠顶、前额。外感邪气中，风邪为主邪，多夹杂寒、火、痰，合而犯上，因风为阳邪，其性开泄，轻扬升散，有向上、向外的特性，易伤人体上部而发为疼痛。其次可因情志内伤，气郁化火，肝风夹痰，上犯清阳，郁于空窍而致疼痛。

【辨证分型】

1.外感风热　眉棱骨部疼痛，鼻塞，身热，恶风。舌红，苔薄，脉浮数。

2.肝火上炎　眉棱骨痛，眼胀痛，或有头晕目赤，胸胁胀痛，烦躁易怒，口苦咽干，小便短赤，大便干燥。舌质红，苔薄白或薄黄，脉弦数。

3.风痰上扰　眉棱骨痛，甚则眼眶深部胀痛，白天症状较轻，暮后症状加重，头目眩晕，目喜闭，胸闷泛恶，纳食不馨。舌红，苔薄白腻，脉弦滑。

4.肝血不足　眉棱骨痛，羞明畏光，干涩，不欲睁眼，不能久视，妇女月经期间症状有加重趋势。舌质淡，苔薄，脉细弱。

【治则治法】

病理因素以风、火、痰为主，病分虚实，以实证居多。实证中以风痰上扰最为常见，其次依次为外感风热、肝火上炎，肝血不足较少出现。针对不同证型，或疏风清热，或清泻肝火，或通窍化痰，或滋补肝血。

二、现代医学对眶上神经痛的认识

【病因病理】

眶上神经是三叉神经第一支的末梢支，较表浅。经眶上切迹出眼眶，支配前额眶上部分皮肤、上睑中部和上部结膜，负责痛觉、温度觉和触觉的传导。眶上神经痛的具体原因和发病机制尚不明确，多数患者有额面部外伤史或长期外力压迫。

【临床表现】

眶上神经痛起病多为急性。表现为一侧或两侧前额部阵发性或持续性针刺样痛或烧灼感，也可在持续痛时伴阵发性加剧，时轻时重，常伴眼球胀痛，并有不耐久视、畏光、喜闭目，阅读后和夜间加重。查体眶上切迹处有压痛，眶上神经分布区（前额部）呈片状痛觉过敏或减退。

【诊断】

依据临床表现及检查可确诊。辅助检查：①实验室检查；②诱发电位检查；③头颅CT及核磁共振检查。

【治疗】

眶上神经痛与三叉神经痛的治疗原则一致。早期多采用药物治疗，卡马西平和奥卡西平为一线药物。随着服药时间延长，其效果通常逐渐下降或出现其他不良反应。对于药物治疗效果欠佳或不能耐受药物副作用的患者，可以采用眶上神经阻滞治疗。眶上神经阻滞可以迅速缓解疼痛，对药物治疗效果不好的顽固性眶上神经痛，有立竿见影的效果，而且用药量小，风险小，副作用少。对于药物和神经阻滞等保守治疗无效的难治性眶上神经痛，可行外科手术切断神经和注射化学药物损毁神经。上述侵入性治疗虽然有效，但是开放性手术具有一定的创伤，化学毁损术治疗后可造成严重的面部肿胀，随后塌陷造成面容的改变。因此，临床亟待探寻更加微创、安全的治疗方法。

第一节　内服方

～· 散偏汤 ·～

【组成】川芎30克，白芷10克，白芍10克，白芥子6克，郁李仁10克，香附6克，柴胡6克，甘草6克。

加减：风热上扰加薄荷、蔓荆子；风痰上犯加半夏、天南星、僵蚕；肝血不足去白芥子、郁李仁，加熟地黄、当归、黄芪；肝火上炎加夏枯草、郁金、蔓荆子。

【用法】每日1剂，水煎分2次服，10日为1个疗程。

【功效】疏肝解郁，活血止痛。

【主治】眶上神经痛。

【来源】河南中医，2005（1）

～· 川芎石膏汤 ·～

【组成】石膏一钱，桔梗一钱，川芎、芍药、栀子、人参、白

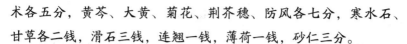

术各五分，黄芩、大黄、菊花、荆芥穗、防风各七分，寒水石、甘草各二钱，滑石三钱，连翘一钱，薄荷一钱，砂仁三分。

【用法】上作一服，水二盏，煎至一盏，食后服。

【功效】活血通络，祛风止痛。

【主治】眶上神经痛。

【来源】《奇效良方》

✤ 葛根加半夏汤 ✤

【组成】葛根12克，麻黄9克（去节），甘草6克（炙），芍药6克，桂枝6克（去皮），生姜6克（切），半夏9克（洗），大枣12枚（擘）。

【用法】上八味，以水1升，先煮葛根、麻黄，减至800毫升，去白沫，纳诸药，煮取300毫升，去滓，温服100毫升，覆取微似汗。

【功效】发汗解表，舒筋止呕。

【主治】眶上神经痛。

【来源】《伤寒论》

✤ 除风汤1 ✤

【组成】羚羊角、车前子各10克，芍药、人参、茯苓、大黄、黄芩、芒硝各6克。

【用法】水煎服。

【功效】辛凉透表，清热解毒。

【主治】眶上神经痛。

【来源】《秘传眼科龙木论》

⋙ · 除风汤2 · ⋘

【组成】川芎8克，柴胡12克，延胡索12克，羌活10克，蔓荆子10克，钩藤10克，天麻10克，葛根30克，防风8克，杭菊花15克，丹参20克，三七10克。

伴前额痛者加白芷；伴颠顶痛者加藁本；伴脾虚湿重者加云茯苓、泽兰；伴阴虚阳亢者加熟地黄、阿胶、龙骨、牡蛎。

【用法】每日1剂，水煎分早、晚2次分服。

【功效】祛风活血止痛。

【主治】眶上神经痛。

【来源】山西中医学院学报，2007（3）

⋙ · 银翘散加减 · ⋘

【组成】金银花、连翘、芦根各30克，僵蚕、桔梗、菊花、牛蒡子、荆芥、薄荷各12克，甘草6克。

【用法】水煎服。

【功效】祛风泄热，清热止痛。

【主治】眶上神经痛。

【来源】河南中医，2001（3）

⋙ · 羌活胜湿汤加减 · ⋘

【组成】羌活、独活、秦艽各12克，防风、藁本、蔓荆子各9克，川芎15克，甘草6克。

【用法】水煎服。

【功效】祛风止痛。

【主治】眶上神经痛。

【来源】河南中医，2001（3）

～·. 三七伤药片 .·～

【组成】三七、制草乌、雪上一枝蒿、冰片、骨碎补、红花、接骨木、赤芍。

【用法】口服，每次3片，每日3次。

【功效】舒筋活血，散瘀止痛。

【主治】眶上神经痛。

【来源】《中华人民共和国药典》

～·. 加味四逆散 .·～

【组成】柴胡12克，香附、枳壳、青皮9克，川芎、白芷、羌活各9克，甘草6克。

【用法】水煎服。

【功效】解郁行气止痛。

【主治】眶上神经痛。

【来源】河南中医，2001（3）

～·. 补肝四物汤 .·～

【组成】熟地黄15克，当归、白芍、川芎、陈皮、菊花、决明子、柴胡各12克，黄芩、黄柏各9克，甘草6克，炒酸枣仁30克。

【用法】水煎服。

【功效】补血祛风止痛。

【主治】眶上神经痛。

【来源】河南中医，2001（3）

～·. 马蝉散 .·～

【组成】生马钱子0.6克，蝉衣6克，黄酒200毫升。

【用法】取生马钱子0.6克，放在麻油灯上烧透，烧至炭黑色，不存性，捏之成灰为度，再与蝉衣6克共为细末，用黄酒200毫升一次冲服。

【功效】搜风镇痛。

【主治】眶上神经痛。

【来源】新中医，1976（5）

半夏天麻白芷汤

【组成】天麻、柴胡、黄芩、荆芥、陈皮、川芎、羌活、郁金、白附子各15克，防风、白芷各10克，茯苓20克，夏枯草25克。

【用法】水煎服。

【功效】化痰祛风，通络止痛。

【主治】眶上神经痛。

【来源】时珍国医国药，2003，14（4）

五味止痛汤加减

【组成】防风10克，荆芥10克，细辛3克，川芎10克，羌活10克。

【用法】水煎取汁200毫升，每日1剂，分早、晚2次温服。

【功效】祛风行气，化痰止痛。

【主治】眶上神经痛。

【来源】湖北中医杂志，2016，38（5）

刺五加片

【组成】刺五加浸膏。

【用法】口服，每次3片，每日3次。

【功效】益气健脾，升阳止痛。

【主治】眶上神经痛。

【来源】中医药研究，1993（2）

·逍遥散·

【组成】柴胡10克，白芍15克，赤芍15克，当归12克，茯苓15克，白术10克，薄荷6克，郁金10克，白芷10克，藁本10克，葛根15克，川芎15克，甘草6克。

【用法】每日1剂，分2次服。

【功效】活血止痛。

【主治】眶上神经痛。

【来源】湖南中医药大学学报，2017，37（1）

·益气聪明汤·

【组成】黄芪、党参、葛根、蔓荆子各15克，桂枝、升麻、川芎、白芷、赤芍、白芍各10克，甘草6克，生姜3片，大枣6枚。

【用法】每日1剂，水煎服。

【功效】祛风活血止痛。

【主治】眶上神经痛。

【来源】吉林中医药杂志，2004（5）

·血府逐瘀汤·

【组成】当归10克，生地黄9克，桃仁9克，红花9克，赤芍8克，枳壳10克，甘草6克，柴胡8克，川芎6克，桔梗8克，牛膝12克，菊花10克，香附15克，三七粉6克。

【用法】水煎服。

【功效】活血化瘀，通络止痛。

【主治】眶上神经痛。

【来源】中国当代医药，2010（13）

·· 五味麝香丸 ··

【组成】麝香、诃子（去核）、黑草乌、木香、藏菖蒲。

【用法】睡前服或含化，每次2~3丸，每日1次，极量5丸。

【功效】消炎止痛祛风。

【主治】眶上神经痛。

【来源】《中华人民共和国药典》

·· 夏天无片 ··

【组成】夏天无。

【用法】口服，每次4~6片，每日3次，孕妇慎用。

【功效】活血通络，行气止痛。

【主治】眶上神经痛。

【来源】《中华人民共和国药典》

·· 当归四逆汤 ··

【组成】当归9克，桂枝9克（去皮），芍药9克，细辛3克，甘草6克（炙），通草6克，大枣5枚。

【用法】上药以水800毫升，煮取300毫升，去滓，分2次温服。

【功效】养血散寒，温经通脉。

【主治】眶上神经痛。

【来源】《伤寒论》

· 独活寄生汤 ·

【组成】独活9克，桑寄生、杜仲、牛膝、秦艽、茯苓、桂心、防风、川芎、人参、甘草、当归、芍药、干地黄各6克，细辛3克。

【用法】以水1升，煮取300毫升，分2次服。

【功效】活血通络，行气止痛。

【主治】眶上神经痛。

【来源】《备急千金要方》

· 防风通圣散 ·

【组成】防风、川芎、当归、芍药、大黄、薄荷叶、麻黄、连翘、芒硝各15克，石膏、黄芩、桔梗各30克，滑石90克，甘草60克，荆芥、白术、栀子各7.5克。

【用法】每服6克，用水200毫升，加生姜3片，煎至120毫升，温服。

【功效】疏风，止痛，散寒。

【主治】眶上神经痛。

【来源】《黄帝素问宣明论方》

· 桂枝附子汤 ·

【组成】桂枝12克（去皮），附子15克（炮，去皮），生姜9克（切），大枣12枚（擘），甘草6克（炙）。

【用法】以水1800毫升，煮取600毫升，去滓，分3次温服。

【功效】祛风除湿，温经散寒。

【主治】眶上神经痛。

【来源】《伤寒论》

·清胃散·

【组成】生地黄、当归身各6克，牡丹皮9克，黄连6克，升麻9克。

【用法】上为细末，都作一服，水一盏半，煎至七分，去滓冷服。

【功效】活血通络。

【主治】眶上神经痛。

【来源】《脾胃论》

·芍药甘草汤·

【组成】芍药12克，甘草12克

【用法】上2味，用水600毫升，煮取300毫升，去滓，分温再服。

【功效】活血止痛。

【主治】眶上神经痛。

【来源】《伤寒论》

·一贯煎·

【组成】北沙参10克，麦冬10克，当归10克，生地黄30克，枸杞子12克，川楝子5克。

【用法】水煎去渣温服。

【功效】活血止痛，疏肝理气。

【主治】眶上神经痛。

【来源】《柳州医话》

·玉女煎·

【组成】生石膏9~15克，熟地黄9~15克，麦冬6克，知母、牛膝各4.5克。

如火盛极者，加栀子、地骨皮之属；多汗多渴者，加北五味子；小水不利或火不能降者，加泽泻或茯苓；如金水俱亏，因精损气者，加人参。

【用法】用水300毫升，煎至200毫升，温服或冷服。

【功效】清胃泻火，滋阴增液。

【主治】眶上神经痛。

【来源】《景岳全书》

·三叉汤·

【组成】生石膏24克，葛根18克，赤芍12克，钩藤12克，苍耳子12克，柴胡12克，蔓荆子12克，黄芩9克，荆芥9克，薄荷9克，甘草9克，全蝎6克，蜈蚣3条。

【用法】水煎服，每日1剂，日服2次。

【功效】清热泄火，平肝止痛。

【主治】眶上神经痛。

【来源】《赵锡武医疗经验》

·夏度衡四味芍药汤·

【组成】白芍30克，生牡蛎30克，丹参15克，甘草15克。

加减：胃火盛加葛根、生石膏各30克，黄芪、蒲公英各20克，蒲黄10克；阴虚火旺加生地黄20克，鳖甲、牡丹皮、栀子各10克；有瘀者加赤芍、桃仁各10克；肝火旺盛加龙胆、黄芩各10克，夏枯草20克。

【用法】水煎服，每日1剂，日服2次。

【功效】平肝潜阳，和络通络，柔肝缓急止痛。

【主治】眶上神经痛。

【来源】新中医，1999（2）

·麻黄汤·

【组成】麻黄（去节）6克，桂枝4克，杏仁（去皮尖）9克，甘草（炙）3克。

【用法】水煎服。

【功效】解表散寒止痛。

【主治】眶上神经痛。

【来源】《伤寒论》

·《奇效良方》麻黄汤·

【组成】麻黄（去节，先煎掠去沫，焙干）二两，甘草（炙）一分，当归（焙）一分，黄芩（去黑心）一分，石膏（槌碎）一两，桂心半两，川芎半两，附子（炮，去皮脐）半两，干姜（炮）半两，杏仁（汤浸，去皮尖，炒，研）二十枚。

【用法】每服五钱匕，水二盏，煎至一盏，去滓入荆沥半合，更同煎三五沸，温服日二夜一。

【功效】温经散寒，通络镇痛。

【主治】眶上神经痛。

【来源】《奇效良方》

·桂枝加葛根汤·

【组成】葛根12克，桂枝9克，白芍15克，川芎、桃仁、红花各10克，白芷、甘草、附子（先煎）各6克，细辛3克，大枣4枚，生姜3片。

【用法】水煎服。

【功效】解肌祛风，助阳散寒，活血通络。

【主治】眶上神经痛。

【来源】四川中医，1992（12）

～·· 丹参钩芷汤 ··～

【组成】丹参、川芎各30克，钩藤（后下）、赤芍各40克，白芷20克，全蝎68克（为末分次冲服），僵蚕、炙甘草各12克。

加减：遇风受凉发作者加生黄芪20克；生闷气或大怒后发作者加合欢皮40克；月经前后发作者去全蝎，加当归30克；呕恶口苦加代赭石30克（先煎）；头目昏眩加菊花60克；失眠多梦加酸枣仁30克；便干溲黄去僵蚕，加大黄30克（后下）。

【用法】水煎服，每日1剂，分3次服，7剂为1个疗程。治疗期间忌油腻、辛辣食物。

【功效】活血调肝。

【主治】眶上神经痛。

【来源】四川中医，1994（2）

～··《外台》麻黄汤 ··～

【组成】麻黄6克（去节），葛根9克，葱白14茎，淡豆豉12克（绵裹）。

【用法】用水700毫升，煮取300毫升，分2次服。汗出愈。

【功效】升阳散寒止痛。

【主治】眶上神经痛。

【来源】《外台秘要方》

〰️·《伤寒全生集》麻黄汤·〰️

【组成】麻黄、桂枝、杏仁、甘草、川芎、防风、羌活。

【用法】上药加生姜、葱白、淡豆豉，水煎，热服。温覆取汗。不得多服。

【功效】祛风散寒止痛。

【主治】眶上神经痛。

【来源】《伤寒全生集》

〰️·《千金》麻黄汤·〰️

【组成】麻黄10克，生姜10克，黄芩10克，甘草6克，石膏6克，芍药6克，杏仁10枚，桂心6克。

【用法】上药㕮咀，以水四升，煮取一升半，分二次服。

【功效】祛风散寒。

【主治】眶上神经痛。

【来源】《备急千金要方》

〰️·《圣济》麻黄汤·〰️

【组成】麻黄（去根节，汤掠去沫，焙）二两，草薢二两，附子（炮裂，去皮脐）二两，黄连（去须）一两，当归（切，焙）一两，桂枝（去粗皮）一两，枳壳（去瓤，麸炒）一两，甘草（炙，锉）一两，羚羊角一两，桑白皮一两半，牡丹皮一两半，羌活（去芦头）一两半，川芎一两半，旋覆花（炒）半两，杏仁（去皮尖双仁，炒）十四枚。

【用法】每服五钱匕，以水一盏半，加生姜半分（切），煎至八分，去滓温服。

【功效】疏风通络止痛。

【主治】眶上神经痛。

【来源】《圣济总录》

～◦·　蔓荆子汤　·◦～

【组成】蒺藜15克，丹参、蔓荆子各12克，蝉蜕、川芎、黄柏、甘草各6克，细辛3克。

【用法】水煎服，每日1剂。

【功效】升清降浊，散风止痛。

【主治】眶上神经痛。

【来源】云南中医学院学报，1998，21（3）

～◦·　麻黄杏仁汤　·◦～

【组成】麻黄9克，蜀椒6克，细辛3克，藁本3克，杏仁50枚。

【用法】水煎分3次服。

【功效】祛风散寒。

【主治】眶上神经痛。

【来源】《古今录验方》

～◦·　眶上神经痛方　·◦～

【组成】当归10克，白芍10克，川芎10克，白芷15克，甘草5克，金银花10克，钩藤15克。

失眠多梦者加远志、茯神、酸枣仁；气滞血瘀者加丹参、赤芍。

【用法】每日1剂，早、中、晚空腹服用，4剂为1个疗程。

【功效】养血柔肝止痛。

【主治】眶上神经痛。

【来源】中国中医药信息杂志，1999，6（12）

·疏肝祛痛汤·

【组成】柴胡12克，半夏10克，黄芩10克，白芍15克，夏枯草15克，香附10克，防风10克，白芷10克，甘草6克。

【用法】水煎服，每日1剂。

【功效】疏肝祛痛。

【主治】眶上神经痛。

【来源】山东中医杂志，1990，9（4）

·田三七合剂·

【组成】田三七3份，制香附或川芎碾碎过筛后1份，两者拌匀即成田三七香附合剂和田三七川芎合剂。

【用法】日服1~2次，每次1克，3日为1个疗程。

【功效】活血行气止痛。

【主治】眶上神经痛。

【来源】医学理论与实践，2000，13（8）

·益气聪明汤加减·

【组成】黄芪、党参、葛根、蔓荆子各15克，桂枝、升麻、川芎、白芷、赤芍、白芍各10克，甘草6克，生姜3片，大枣6枚。

【用法】每日1剂，水煎服。

【功效】升清阳，舒络脉，和营卫。

【主治】眶上神经痛。

【来源】吉林中医药，2004，24（5）

·振攒止痛汤·

【组成】白芷10克，防风10克，菊花15克，蔓荆子10克，黄芩15克，栀子12克，石膏20克，知母20克，赤芍15克，天麻10克，钩藤10克，地龙10克。

加减：咽喉疼痛，充血明显者，可去地龙，加桔梗、薄荷、牛蒡子、板蓝根；鼻塞不通者，可加辛夷、苍耳子；大便秘结，腑气不通者，加大黄、芒硝、厚朴、枳壳；热盛伤津者，加石斛、天花粉、淡竹叶；肝胆火盛者，加龙胆、牡丹皮、夏枯草、蒺藜；兼有痰浊者，去地龙，加陈皮、半夏、僵蚕、胆南星；肝风盛大者，酌加柴胡、蒺藜、厚朴；病久反复发作，疼痛顽固者，酌加桃仁、红花、全蝎、土鳖虫。

【用法】水煎服。

【功效】疏风清热止痛。

【主治】眶上神经痛。

【来源】吉林中医，2000（5）

· 当归养荣汤 ·

【组成】熟地黄15克，当归10克，白芍10克，川芎6克，防风6克，羌活6克，白芷6克。

【用法】每日1剂，水煎服，7日为1个疗程。

【功效】滋阴养血，祛风止痛。

【主治】眶上神经痛。

【来源】中国民间疗法，1999（10）

· 正天丸 ·

【组成】钩藤、白芍、川芎、当归、地黄、白芷、防风、羌活、桃仁等。

【用法】口服，每次6克，每日2~3次。

【功效】活血化瘀，祛风胜湿。

【主治】眶上神经痛。

【来源】中国中医眼科杂志，1994（2）

❦· 眶上定痛汤 ·❧

【组成】银柴胡9克，半夏9克，黄芩9克，夏枯草15克，香附9克，荆芥9克，防风9克，茺蔚子8克，川芎8克，当归8克，白芷8克，甘草3克。

【用法】每日1剂，水煎服。

【功效】清肝和解，散风疏络，活血祛瘀止痛。

【主治】眶上神经痛。

【来源】河南中医，1992，12（5）

❦· 眼适汤加减 ·❧

【组成】银柴胡10克，黄芩10克，夏枯草15克，荆芥10克，防风10克，赤芍10克，白芷10克。

【用法】水煎服，每日1剂。

【功效】清热疏肝，散风通络。

【主治】眶上神经痛。

【来源】天津中医药，1998，15（1）

❦· 祛风疏肝汤 ·❧

【组成】柴胡、防风、荆芥、黄芩、白芷、香附、夏枯草、薄荷、厚朴各10克，甘草6克。

随证加减剂量。伴恶心加竹茹；便秘加大黄；失眠加首乌藤。

【用法】水煎服，每日1剂，分2次服，7日为1个疗程。

【功效】祛风止痛，疏肝调气。

【主治】眶上神经痛。

【来源】天津中医药，2003，20（1）

眉痛除风汤

【组成】川芎8克，柴胡12克，延胡索12克，羌活10克，蔓荆子10克，钩藤10克，天麻10克，葛根30克，防风8克，杭菊花15克，丹参20克，三七10克。

伴前额疼痛者加白芷；伴颠顶痛者加藁本；伴脾虚湿重者加云茯苓、泽兰；伴阴虚阳亢者加熟地黄、阿胶、龙骨、牡蛎。

【用法】每日1剂，水煎分早、晚2次服。

【主治】眶上神经痛。

【来源】山西中医学院学报，2007，8（3）

芎白汤

【组成】川芎18克，半夏10克，白芷12克。

【用法】每日1剂，水煎服。

【功效】祛风活血止痛。

【主治】眶上神经痛。

【来源】福建中医药，1995，26（5）

二十五味珊瑚丸

【组成】珊瑚、珍珠、青金石、珍珠母、诃子、木香、红花、丁香、沉香、朱砂、龙骨、炉甘石、脑石、磁石、禹粮土、芝麻、葫芦、紫菀花、獐牙菜、藏菖蒲、草乌、打箭菊、甘草、西红花、麝香。

【用法】开水泡服，每次1克，每日1次。

【功效】通络止痛。

【主治】眶上神经痛。

【来源】《中华人民共和国药典》

◦ 小儿解表颗粒 ◦

【组成】金银花、连翘、牛蒡子（炒）、蒲公英、黄芩、防风、紫苏叶、荆芥穗、葛根、牛黄。

【用法】开水冲服，1~2岁每次4克，每日2次；3~5岁每次4克，每日3次；6~14岁每次8克，每日2~3次。

【功效】清热解毒，宣肺解表。

【主治】眶上神经痛。

【来源】《中华人民共和国药典》

◦ 芎菊上清丸 ◦

【组成】川芎、菊花、黄芩、栀子、蔓荆子（炒）、黄连、薄荷、连翘、荆芥穗、羌活、藁本、桔梗、防风、甘草、白芷。

【用法】口服，每次6克，每日2次。

【主治】祛风清热止痛。

【主治】眶上神经痛。

【来源】《中华人民共和国药典》

◦ 抗感颗粒 ◦

【组成】金银花、赤芍、绵马贯众。

【用法】开水冲服，每次10克，每日3次。小儿酌减或遵医嘱。

【功效】清热解毒。

【主治】眶上神经痛。

【来源】《中华人民共和国药典》

✦ · 通窍鼻炎片 · ✦

【组成】苍耳子（炒）、防风、黄芪、白芷、辛夷、白术（炒）、薄荷。

【用法】口服，每次5~7片，每日3次。

【功效】散风消炎。

【主治】眶上神经痛。

【来源】《中华人民共和国药典》

✦ · 选奇汤 · ✦

【组成】炙甘草、羌活、防风各三钱，酒黄芩一钱。

【用法】上咬咀，每服五钱，以水二盏，煎至一盏，去滓，食后服。

【功效】祛风清热止痛。

【主治】眶上神经痛。

【来源】《兰室秘藏》

✦ · 小陷胸汤加减 · ✦

【组成】黄连10克，半夏12克，瓜蒌20克，枳实15克，竹茹10克。

【用法】水煎服。

【功效】消痞开结，通络止痛。

【主治】眶上神经痛。

【来源】江苏中医杂志，1984（3）

～•· 藿朴夏苓汤加减 ·•～

【组成】藿香6克，川厚朴3克，姜半夏4.5克，赤茯苓9克，杏仁9克，生薏苡仁12克，白豆蔻3克，猪苓9克，淡豆豉9克，泽泻4.5克，通草3克，羌活6克，白芷6克。

【用法】水煎服。

【功效】解表化湿。

【主治】眶上神经痛。

【来源】《感证辑要》

～•· 玉女煎 ·•～

【组成】石膏20克，知母15克，牛膝10克，生地黄20克，麦冬30克，玄参20克，牡丹皮10克。

【用法】水煎服。

【功效】滋阴和阳，安谧肾阴。

【主治】眶上神经痛。

【来源】苏中医杂志，1984（3）

第二节　外用方

～•· 祛风散 ·•～

【组成】川芎、羌活、防风、麻黄、天麻各9克，白芍、钩藤各15克，党参12克，熟地黄、龙骨各21克，全蝎、藁本各6克。

【用法】用时将药温化开，贴于患侧眶上切迹（或眶上孔）及阳白穴处。每日干热敷1次，每次约3分钟。4日换药1次。愈后继续贴药1次以巩固疗效。

【功效】祛风散寒。

【主治】眶上神经痛。

【来源】新中医，1992（3）

·芎芷辛散·

【组成】川芎10克，白芷10克，细辛5克，冰片1克。

【用法】前三味药共研细末，过筛，把冰片单独研粉后与药粉混匀，装瓶备用。使用时用消毒棉球蘸少量药粉，在离鼻孔约0.3厘米处吸气，使药物吸入鼻内，每次约1~2分钟，每日2次，7日为1个疗程。

【功效】祛风止痛。

【主治】眶上神经痛。

【来源】上海中医药报，2018-08-10（4）

·薄贴法·

【组成】天麻15克，钩藤24克，全蝎9克，龙骨24克，防风15克，香附12克，川芎12克，女贞子12克。

【用法】将上药碎成小块放入800毫升麻油中浸泡1日，微火炸枯去渣滤净留药油，炼沸加铅丹300克搅匀收膏后倾入清水浸置，每日更换新水，5日取出挤压去水，加热温化分摊于纸布上，使成厚2毫米、直径10毫米之圆盘状，晾干收藏备用。擦净贴敷部位，用酒精灯将药加热至能使患者接受的最高温度，分别贴于患侧阳白穴及眶上切迹。每日干热敷3次，每次5分钟，3日换药1次。

【功效】祛风止痛。

【主治】眶上神经痛。

【来源】中国眼耳鼻喉科杂志，1997，2（2）

⸂◦ 羌活川芎散 ◦⸃

【组成】羌活、川芎各10克，冰片1克。

【用法】共研细末，密封贮存。治疗时取药粉1克，用纱布包裹，塞入鼻腔，右侧额痛塞左鼻，左侧额痛塞右鼻。一般每次塞10~20分钟，每日2次，7日为1个疗程，连用1~3个疗程。

【功效】祛风活血止痛。

【主治】眶上神经痛。

【来源】上海中医药报，2018-08-10（4）

第四章　枕大神经痛

枕大神经痛是指后枕部枕大神经分布范围内出现的阵发性或持续性疼痛，表现为一侧或两侧后枕部或兼含项部的针刺样、刀割样或烧灼样疼痛，疼痛可能向颞部、眼睛放射，痛时患者不敢转头，头颈部有时处于伸直状态。可伴有枕大神经分布区痛觉过敏或减退，眼部肿胀、流泪、酸痛、刺痛等症状，以中老年患者居多，常见于中年女性，严重影响患者的日常生活质量。

一、中医学对枕大神经痛的认识

【病因病机】

枕大神经痛属于中医学"头痛"范畴，头为"诸阳之会""清阳之府"，又为髓海之所在，五脏精华、六腑清阳，皆上注于头。此病多为太阳经、少阳经头痛。正如《冷庐医话·头痛》所说："头痛属太阳者，自脑后上至颠顶，其病连项。"其病因有内外之别，外因多为感受风、寒、湿、热等外邪；内因则与肝、脾、肾三脏有关。

本病以肝肾亏虚、气血不荣为本，风寒侵袭、络脉痹阻为标，乃本虚标实之证。病机在外为风寒侵袭，邪客太阳、少阳经脉，风寒之邪循经上犯则枕部疼痛连及头项。在内为肝郁气滞，郁而化火，或肝肾阴虚，水不涵木，以致肝阳上亢，上扰清窍；或因脾胃虚弱，气血生化乏源，清窍失荣；或因脾失健运，聚湿生痰，痰浊阻络而发病；或因先天禀赋不足，髓海空虚；或因肾阳衰微，清阳不升而发病。而此病多以气血不荣，髓海失养，风寒之邪趁机上犯清空，痹阻脉络，寒凝血瘀而致。

【辨证分型】

1.肝阳上亢 头痛而胀，或抽掣而痛，痛时常有烘热，面红目赤，耳鸣如蝉，心烦口干。舌红，苔黄，脉弦。

2.痰浊上扰 头痛胀重，或兼目眩，胸闷脘胀，恶心食少，痰多黏白。舌苔白腻，脉弦滑。

3.瘀阻脑络 头痛反复，经久不愈，痛处固定，痛如锥刺。舌紫暗或有瘀斑，苔薄白，脉细弦或细涩。

4.气血亏虚 头痛绵绵，两目畏光，午后更甚，神疲乏力，面色㿠白，心悸寐少。舌淡，苔薄，脉弱。

5.肝肾阴虚 头痛眩晕，时轻时重，视物模糊，五心烦热，口干，腰酸腿软。舌红少苔，脉细弦。

二、西医学对枕大神经痛的认识

【病因病理】

枕大神经是第2颈神经后支的分支，在斜方肌的起点上项线下方浅出，伴枕动脉的分支上行，分布至枕部皮肤。枕大神经行走途径较长，分布范围广，易受颈部多种因素的影响，局部理化环境的任何改变均会影响和刺激枕大神经，产生一系列临床症状。故枕大神经痛是多种因素综合作用的结果。

（一）物理因素

1.寰枢关节病变导致骨筋膜裂孔处卡压 寰枢关节支撑着整个头颅的重力，承担着头颅的旋转功能，长期的左右旋转导致局部的慢性劳损，一旦纵行韧带受损或寰齿关节移位，会累及寰枕及寰枢关节，引起病变（如骨关节炎、增生、肥大、骨筋膜裂孔受卡压）。同时颈椎病、脊椎结核、骨关节炎及肿瘤等都可以改变寰枢关节的力学结构，导致棘突变形或偏斜，压迫骨筋膜裂孔。

2.腱性交叉纤维卡压　枕大神经走行较长，沿途穿过斜方肌、头下斜肌、头夹肌及头最长肌等多块肌肉，枕大神经走行沿途可行经某一肌肉的腱性交叉纤维，颈部异常负荷，或头部位置的不良习惯、过多的颈部运动，以及某些内源性相关因素的变化，如年龄、颈部肌肉力量和耐力、职业因素等，可以导致腱性交叉纤维变形，对枕大神经卡压。如当头下斜肌痉挛时，从其下穿出返折的枕大神经直接受卡压，导致同侧的枕大神经痛。

（二）化学因素

由于枕下三角区所处位置较深，范围很小，在椎枕肌群紧张、痉挛及劳损等情况下，特别是全身免疫力降低时（如结核病、风湿病、糖尿病等，或患有上呼吸道感染、慢性扁桃体炎时），不可避免地导致该区域局部微环境理化性质的改变，如无菌性炎症、水肿，区域内张力增高，刺激和压迫相应部位的血管、神经，加重头下斜肌、头半棘肌痉挛，压迫神经导致恶性循环。当组织受到的机械性压迫或化学性刺激达到一定程度时，致使组织损伤产生组胺、缓激肽等，刺激痛觉感受器，并由传入神经传入中枢引起疼痛。此时患者血液中的儿茶酚胺浓度升高，进一步导致骨骼肌和血管痉挛。此外，枕大神经在受到细菌、病毒感染后导致枕大神经炎，也是发病原因之一。

（三）继发因素

枕大神经痛可继发于各种颈椎病变。如枕部、后颅凹肿块，寰枕畸形，颈髓肿瘤及空洞。这些病理改变将影响枕大神经的特殊通道结构，刺激枕大神经产生临床症状。

【临床表现】

1.疼痛主要位于一侧颈上部及枕后的枕大神经分布区，并可向头顶部放射，疼痛常呈持续性，可因转动头部、咳嗽、喷嚏等而加重。

2.枕神经分布区皮肤常有感觉过敏或减退，少数患者可发生脱发。

3.枕神经出口处有压痛点：枕大神经压痛点位于乳突与第1颈椎连线的中点，枕小神经压痛点位于胸锁乳突肌后上缘。

【诊断】

根据临床表现及体征可做出诊断。经X线、CT及临床检查，除外后颅凹病变、颈髓肿瘤及空洞等疾病引起的继发性枕大神经痛者。

【治疗】

1.口服药物 非甾体类抗炎药、抗癫痫药、肌肉松弛药、GABA受体激动剂、部分钙拮抗剂、维生素等均对枕大神经痛有一定的临床疗效。

2.神经阻滞 将药物直接注射于病变部位处，阻断疼痛刺激传导，从而达到消除肌肉紧张，减轻局部无菌性炎症反应，改善局部微循环的目的。

第一节　内服方

全天麻胶囊

【组成】天麻。

【用法】口服，每次2~6粒，每日3次。

【功效】祛风除湿，活血止痛，舒筋活络。

【主治】枕大神经痛。

【来源】《中华人民共和国药典》

大活络丸

【组成】蕲蛇、天南星（制）、乌梢蛇、制草乌、威灵仙、两头尖、麻黄、绵马贯众、甘草、羌活、肉桂、广藿香、乌药、黄连、熟地黄等。

【用法】温黄酒或温开水冲服。

【功效】祛风止痛，除湿豁痰，舒筋活络。

【主治】枕大神经痛。

【来源】《太平惠民和剂局方》

☙ 息风通络头痛片 ☙

【组成】川芎、丹参、郁金、制白附子、人工牛黄、天麻、白芍等。

【用法】饭后开水送服。

【功效】平肝息风，活血通络。

【主治】枕大神经痛。

【来源】《中华人民共和国药典》

☙ 川芎颗粒 ☙

【组成】川芎、当归、防风、白芷、麦冬、细辛、羌活、独活、苍术、菊花、蔓荆子、黄芩、甘草。

【用法】开水冲服。

【功效】祛风除湿，活血止痛。

【主治】枕大神经痛。

【来源】《中华人民共和国药典》

☙ 陈宝贵经验方 ☙

【组成】葛根30克，羌活10克，细辛3克，川芎15克，桂枝10克，天麻10克，钩藤15克，蜈蚣2条，全蝎10克，丹参20克，当归15克，甘草10克。

【用法】水煎服，每日1剂，分早、中、晚3次饭后温服。

【功效】祛风通络，活血止痛。

【主治】枕大神经痛。

【来源】辽宁中医药杂志，2012，6（20）

桂枝加葛根汤合止痉散加减

【组成】全蝎10克，大蜈蚣2条（研末分3次吞服），桂枝10克，葛根20克，白芍10克，川芎20克，三七15克，天麻20克，生甘草10克，白芍10克，大枣15克。

有热者加金银花、连翘等清热之品；夹湿者加羌活、防风、苍术等燥湿之品；肝阳上亢者加石决明、钩藤、僵蚕等平肝潜阳之品；风偏甚者加海风藤、寻骨风等祛风之品；久病气血不足者加人参、黄芪、当归等温补气血之品。

【用法】每日1剂，水煎分3次服，连服7日。

【功效】止痉散瘀活血，除湿清热。

【主治】枕大神经痛。

【来源】内蒙古中医药，2015（7）

皂独附姜汤

【组成】皂角刺30克，独活9克，附子9克，肉桂6克，姜黄15克，苍术15克，薏苡仁30克，防己9克。

【用法】水煎服。

【功效】祛风除湿，散寒止痛。

【主治】枕大神经痛。

【来源】山东中医杂志，1982（6）

·桂枝芍药知母汤·

【组成】桂枝12克，麻黄10克，附子6克，防风10克，白芍20克，知母12克，白术12克，生甘草6克，生姜3大片。

【用法】每日1剂，水煎分2次服。

【功效】散寒通络，滋阴清热。

【主治】枕大神经痛。

【来源】光明中医，2010，25（9）

·通窍活血汤·

【组成】赤芍、川芎、桃仁、大枣、红花、老葱、鲜姜、麝香。

【用法】黄酒250毫升，将前7味煎至150毫升，去滓，将麝香入酒内，再煎煮二沸，临卧服。

【功效】活血化瘀，通窍活络。

【主治】枕大神经痛。

【来源】《医林改错》

·活血通络汤·

【组成】黄芪30克，丹参15克，钩藤15克，威灵仙15克，桃仁15克，赤芍15克，红花15克，桂枝15克，当归15克，川芎15克，葛根10克，天麻10克，甘草6克。

【用法】水煎服，早、晚各服用1次，连续服药4周。

【功效】活血通络、化瘀理气。

【主治】枕大神经痛。

【来源】中医学报，2020，35（8）

·逐瘀颈康汤加减·

【组成】川芎20克，葛根30克，当归、白芍、桂枝、熟地黄、姜黄各15克，木瓜、伸筋草、鸡血藤各10克，炙甘草6克。

随症加减：疼痛严重者，加地龙10克；麻痹严重者，加桑枝10克。

【用法】每日1剂，水煎取汁500毫升，分早、晚2次服用。

【功效】活血化瘀，温经通脉，舒筋止痛。

【主治】枕大神经痛。

【来源】中国疗养医学，2020，29（6）

⮞ · 项痹汤 · ⮜

【组成】黄芪30克，桂枝20克，白芍20克，当归20克，川芎20克，葛根30克，木瓜20克，土鳖虫20克，乌梢蛇20克，威灵仙20克，桑枝20克，羌活20克，鸡血藤20克，甘草10克。

风寒湿痹阻加细辛3克，防风15克；气滞血瘀加桃仁10克，红花10克；痰湿阻络加半夏10克，白术10克，天麻10克；肝肾不足加熟地黄15克，山茱萸10克；气血亏虚加党参10克，白术10克；气虚湿盛加防己10克，薏苡仁10克。

【用法】每日1剂，加冷水600毫升煎至450毫升，分3次饭后温服，6剂为1个疗程。

【功效】调和营卫，解肌舒经。

【主治】枕大神经痛。

【来源】中国医药指南，2015，13（14）

⮞ · 补阳还五汤加减 · ⮜

【组成】牛膝、川芎、赤芍、桃仁各15克，红花、钩藤、杜仲、地龙各6克，续断、当归各10克，桑寄生30克，黄芪45克。

眩晕严重者加用天麻12克，竹茹9克；上肢麻木酸痛者加用川乌15克；痰湿阻滞者加生姜3片。

【用法】每日1剂，分早、晚2次服用。

【功效】活血化瘀，补血益气。

【主治】枕大神经痛。

【来源】中国民族民间医药，2020，29（11）

·椎痛散·

【组成】盐全蝎12克，制川乌6克，红花12克，牛膝10克，白芍12克，赤芍12克，防风15克，制白附子10克，白芥子6克，川楝子6克，蜈蚣3克，生甘草6克。

【用法】制成散剂，口服，每次10克，每日3次。

【功效】祛瘀化痰，通络止痛。

【主治】枕大神经痛。

【来源】湖南中医杂志，2015，31（9）

·血府逐瘀汤·

【组成】桃仁12克，红花、当归、生地黄、牛膝各9克，川芎、桔梗各4.5克，赤芍、枳壳、甘草各6克，柴胡3克。

【用法】水煎服。

【功效】活血化瘀，行气止痛。

【主治】枕大神经痛。

【来源】《医林改错》

·川芎散·

【组成】川芎、羌活、葛根、细辛、全蝎、蜈蚣、桂枝。

【用法】水煎服。

【功效】祛风通络，活血止痛。

【主治】枕大神经痛。

【来源】《普济本事方》

∽·三生饮·∽

【组成】生天南星、生川乌、生半夏、广木香、人参、生姜、白芥子、枯矾。

【用法】水煎服。

【功效】祛寒止痛。

【主治】枕大神经痛。

【来源】《太平惠民和剂局方》

∽·陈氏头痛散·∽

【组成】天麻、当归尾、白菊花、川芎、丹参各12克，红花10克，桃仁6克，生地黄10克，茯苓、白芍、蔓荆子各12克。

【用法】水煎服，每日1剂，日服3次。

【功效】活血祛瘀，祛风止痛。

【主治】枕大神经痛。

【来源】《中国中医秘方大全》

∽·养血祛风汤·∽

【组成】当归、川芎各30克，细辛3克，蔓荆子、辛夷花各10克，白芷、地龙10克，生甘草5克，钩藤、沙苑子各15克。

【用法】水煎服，每日1剂，日服3次。

【功效】养血祛风，活血化瘀，升阳止痛。

【主治】枕大神经痛。

【来源】《中国中医秘方大全》

✦· 川芎神功散 ·✦

【组成】川芎12克，甘草0.3克，川乌、白芷、天南星、麻黄各15克。

【用法】上药为末，每服9克，加生姜3片，入清酒半盏，水煎和渣温服。

【功效】活血止痛。

【主治】枕大神经痛。

【来源】《黄帝素问宣明论方》

✦· 滋潜止痛汤 ·✦

【组成】制何首乌、女贞子、炒白芍各15克，杭菊花、石斛、桑椹各10克，制龟甲、制鳖甲、磁石、珍珠母粉各30克。

【用法】水煎服，每日1剂，日服3次。

【功效】滋阴潜阳，补肾益气。

【主治】枕大神经痛。

【来源】《临证会要》

✦· 祛瘀驱风汤 ·✦

【组成】当归尾、丹参、延胡索、钩藤各15克，川芎、白芷、天麻、防风各10克，细辛3克，羌活5克。

【用法】水煎服，每日1剂，日服2次。

【功效】活血祛瘀，祛风止痛。

【主治】枕大神经痛。

【来源】陕西中医，1988（7）

❧ · 霹雳汤 · ❧

【组成】全蝎2克，制川乌、制草乌各4.5克，白芷12克，川芎、僵蚕各9克，生姜6克，甘草3克。

【用法】每日1剂，用500毫升清水，先入川乌、草乌煎煮30分钟，然后加入余药再煎20分钟，煎煮2次，去渣，将2次煎出的药液混合备用，分2次温服。

【功效】祛风除湿，通络止痛。

【主治】枕大神经痛。

【来源】中医杂志，1989（11）

❧ · 加味散偏汤 · ❧

【组成】川芎30克，白芍15克，白芥子6克，香附9克，白芷9克，郁李仁6克，柴胡9克，细辛3克，蔓荆子9克，炙甘草10克。

【用法】每日1剂，加清水500毫升，浸泡30分钟之后，文火煎煮2次，每次半小时，滤液混匀，每日早、晚饭后服。痛剧者可日服1剂半，分3次服下。

【功效】祛风散寒，通络祛瘀，蠲痰利窍。

【主治】枕大神经痛。

【来源】《首批国家级名老中医效验秘方》

❧ · 偏头痛方 · ❧

【组成】珍珠母30克（生煎），龙胆2~3克，滁菊花9~12克，防风3~5克，当归6~9克，白芍9克，生地黄12~18克，川芎5克，全蝎2~4只，䗪虫5~9克，干地龙、牛膝各9克。

【用法】上药除珍珠母外，用水浸泡30分钟，先将珍珠母加水放火上煎20分钟，再与余药同煎30分钟。水煎2次，取汁混合，每日1剂，分2次服。

【功效】清肝潜阳，活血通络。

【主治】枕大神经痛。

【来源】中医杂志，1988（9）

～··偏头痛验方··～

【组成】当归、白芍、川芎、熟地黄各12克，细辛3克，延胡索15克，夏枯草、钩藤、决明子、珍珠母、鸡血藤各30克。

【用法】每日1剂，水煎服（先煎珍珠母30分钟，再下余药同煎），日服2次。

【功效】滋阴养血，平肝潜阳，活络止痛。

【主治】枕大神经痛。

【来源】《中国当代中医名人志》

～··愈偏镇痛汤··～

【组成】天麻10克，钩藤12克，石决明15克（先煎），丹皮、赤芍、丹参、木瓜各10克，金银花15克，胆南星、炙甘草各6克。

【用法】上药用适量清水浸泡30分钟，大火煮沸，小火再煎30分钟。每日1剂。

【功效】清肝息风，和络通经。

【主治】枕大神经痛。

【来源】医药论坛杂志，2003（18）

～··通天口服液··～

【组成】川芎、赤芍、天麻、羌活、白芷、细辛、菊花、薄荷、防风、茶叶、甘草。

【用法】口服。

【功效】活血化瘀，祛风止痛。

【主治】枕大神经痛。

【来源】《中华人民共和国药典》

ᷜᷞ᷍·正天丸·ᷞᷜ᷍

【组成】钩藤、白芍、川芎、当归、地黄、白芷、防风、羌活、桃仁、红花、细辛、独活、麻黄、黑顺片、鸡血藤。

【用法】饭后服用。每次6克，每日2~3次。15日为1个疗程。

【功效】疏风活血，养血平肝，通络止痛。

【主治】枕大神经痛。

【来源】《中国药物大全》

ᷜᷞ᷍·逍遥散·ᷞᷜ᷍

【组成】甘草（微炙赤）半两，当归（去苗，锉，微炒）、茯苓（去皮）白者、白芍、白术、柴胡（去苗）各一两。

【用法】上为粗末，每服二钱，水一大盏，烧生姜一块切破，薄荷少许，同煎至七分，去滓热服，不拘时候。

【功效】疏肝解郁，养血健脾。

【主治】枕大神经痛。

【来源】《太平惠民和剂局方》

ᷜᷞ᷍·归脾丸·ᷞᷜ᷍

【组成】党参80克，白术（炒）160克，炙甘草40克，炙黄芪80克，当归160克，茯苓160克，远志（制）160克，酸枣仁（炒）80克，龙眼肉160克，木香40克，大枣（去核）40克。

【用法】口服，用温开水或生姜汤送服，水蜜丸每次6克，小蜜丸每次9克，大蜜丸每次1丸，每日3次。

【功效】益气补血，健脾养心。

【主治】气血亏虚型枕大神经痛。

【来源】《中华人民共和国药典》

颈康止痛散

【组成】九节风35克，黄芪、芍药各15克，川芎、羌活各12克，当归10克，姜黄、肉桂各8克，甘草6克，麻黄4克。

【用法】每日1剂，加水至500毫升煎煮，分3次服，连续服用10日。

【功效】祛风止痛，活血祛瘀。

【主治】枕大神经痛。

【来源】陕西中医，2014，35（9）

解郁和中汤

【组成】陈皮（去白）9克，赤茯苓6克，半夏6克，青皮（去瓤，醋炒）3克，香附（童便炒）6克，枳壳（麸炒）6克，栀子6克，黄连（姜汁炒）3克，神曲（炒）3克，厚朴（姜炒）3克，前胡6克，紫苏子（研碎）3克，生甘草3克。

【用法】每日1剂，加生姜5片，水煎，热服。

【功效】行气解郁，化痰泄热。

【主治】枕大神经痛。

【来源】《万病回春》

川芎茶调散

【组成】川芎、白芷、羌活、细辛、防风、荆芥、薄荷、甘草。

【用法】饭后清茶冲服。每次3~6克，每日2次。

【功效】疏风止痛。

【主治】枕大神经痛。

【来源】《中华人民共和国药典》

·羌活胜湿汤·

【组成】羌活、独活各6克，藁本、防风、炙甘草3克，蔓荆子2克，川芎1.5克。

【用法】上咀，都作一服，水二盏，煎至一盏，去滓，食后温服。

【功效】祛风除湿止痛。

【主治】枕大神经痛。

【来源】《脾胃论》

·辛芷四物汤·

【组成】白芷15克，细辛3克，当归15克，白芍15克，川芎30克，熟地黄15克，丹参30克，延胡索15克，夏枯草30克，钩藤30克，决明子30克，生地黄12克，龙胆10克，黄芩15克，半夏15克，天麻10克，全蝎10克。

【用法】每日1剂，水煎服分2次口服。

【功效】活血化瘀，清肝凉肝，化痰止痛。

【主治】枕大神经痛。

【来源】中国民间疗法，2006（2）

·愈痛饮·

【组成】菊花、霜桑叶各10克，黄芩、薄荷、苦丁茶、藁本各6克，连翘、夏枯草、鲜茅根、川芎各12克，白芷10克，细辛

3克，荷叶2张。

【用法】水煎，每日1剂，分2次服。

【功效】祛风散热，活血止痛。

【主治】枕大神经痛。

【来源】山西中医，1987（5）

·散偏汤·

【组成】白芍25克，川芎50克，郁李仁6克，柴胡6克，白芥子15克，香附10克，甘草6克，白芷3克。

【用法】水煎服。

【功效】疏风止痛。

【主治】枕大神经痛。

【来源】《辩证录》

·头痛定糖浆·

【组成】石仙桃提取物。

【用法】口服，每次15~20毫升，每日2~3次。

【功效】养阴清热止痛。

【主治】枕大神经痛。

【来源】《中华人民共和国药典》

·活络效灵汤·

【组成】当归15克，丹参12克，三七5克，姜黄10克，赤芍12克，羌活10克，红花10克，川芎10克，石菖蒲10克，制乳香12克，制没药12克，蜈蚣3克。

【用法】水煎服。

【功效】活血祛瘀，通络止痛，舒缓筋脉。

【主治】枕大神经痛。

【来源】中医药导报，2014，20（3）

～·· 颈舒方 ··～

【组成】葛根30克，羌活10克，当归10克，川芎15克，桂枝10克，麻黄6克，鸡血藤20克，防风10克，白芍15克，甘草6克。

【用法】水煎分2次服，每日1剂，7日为1个疗程，连续治疗14日。治疗过程中，避免长时间低头，注意保暖，在睡觉时选择合适的枕头和姿势。

【功效】祛寒除湿止痛，温经活血，通络解痉。

【主治】枕大神经痛。

【来源】河南中医，2016，36（7）

～·· 平乐疏肝活血汤 ··～

【组成】桃仁15克，大黄15克，当归10克，赤芍10克，柴胡12克，黄芩10克，红花10克，白术15克，茯苓12克，甘草8克，葛根20克，川芎15克，姜黄10克，枳壳10克。

【用法】每日1剂，早、晚各服1次，每次100毫升，1周为1个疗程，治疗2个疗程。

【功效】破血活血，祛瘀通经。

【主治】枕大神经痛。

【来源】中医药学报，2018，46（6）

～·· 镇脑宁胶囊 ··～

【组成】川芎、藁本、细辛、白芷、水牛角浓缩粉、丹参、葛根、天麻、猪脑粉。

　　【用法】口服，每次4~5粒，每日3次。

　　【功效】息风通络，活血化瘀。

　　【主治】枕大神经痛。

　　【来源】《中华人民共和国药典》

❧ · 天麻首乌片 · ❧

　　【组成】天麻、白芷、何首乌、熟地黄、丹参、川芎、当归、蒺藜（炒）、桑叶、墨旱莲、女贞子、白芍、黄精、甘草。

　　【用法】口服，每次6片，每日3次。

　　【功效】滋阴补肾，养血息风。

　　【主治】枕大神经痛。

　　【来源】湖南中医杂志，2013，29（12）

❧ · 温经除湿蠲痹汤 · ❧

　　【组成】麻黄6克，制附片9克（先煎），桂枝10克，葛根15克，细辛3克（后下），威灵仙10克，伸筋草10克，羌活10克，白芍10克，当归10克，黄芪15克，丹参10克，甘草6克。

　　【用法】每日1剂，水煎2次，合并煎液约300毫升，早、晚餐后30分钟服用。

　　【功效】温经散寒，祛风除湿，通络除痹。

　　【主治】枕大神经痛。

　　【来源】中国中医药科技，2020，27（4）

❧ · 黄芪桂枝五物汤加减 · ❧

　　【组成】黄芪30克，桂枝、威灵仙、羌活、川芎各10克，白芍、葛根、鸡血藤、桑枝各20克，大枣10枚，甘草6克。

【用法】水煎服。

【功效】益气通阳，和营行痹。

【主治】枕大神经痛。

【来源】内蒙古中医药，2020，39（6）

❦· 舒颈汤 ·❦

【组成】葛根、当归、生地黄各18克，威灵仙、防风、鸡血藤、白芍、香附各15克，秦艽、羌活各12克，络石藤25克，丹参30克。

气虚者加黄芪30克；痛剧者加制乳香、制没药各9克；寒者加桂枝12克；热者加忍冬藤30克。

【用法】水煎服，每日1剂，分2次温服。

【功效】活血通络，舒筋止痛。

【主治】枕大神经痛。

【来源】实用中医药杂志，2005（11）

❦· 复方羊角颗粒 ·❦

【组成】羊角、川芎、白芷、制川乌。

【用法】开水冲服，每次8克，每日2~3次。

【功效】平肝，镇痛。

【主治】枕大神经痛。

【来源】《中华人民共和国药典》

❦· 祛风止痛片 ·❦

【组成】老鹳草、槲寄生、续断、威灵仙、独活、制草乌、红花。

【用法】口服。每次6片，每日2次。

【功效】舒筋活血，祛风止痛，强壮筋骨。

【主治】枕大神经痛。

【来源】《中华人民共和国药典》

❀·　清上蠲痛方　·❀

【组成】当归、川芎、白芷、羌活、防风、苍术、麦冬、独活各一钱，细辛、甘草各三分，蔓荆子、菊花各五分，黄芩一钱五分。

【用法】水煎服。

【功效】散风热，止头痛。

【主治】枕大神经痛。

【来源】《寿世保元》

❀·　六味地黄丸　·❀

【组成】熟地黄、酒山茱萸、山药、牡丹皮、茯苓、泽泻。

【用法】口服。水丸每次5克，水蜜丸每次6克，小蜜丸每次9克，大蜜丸每次1丸，每日2次。

【功效】滋阴补肾。

【主治】肾阴亏损型枕大神经痛。

【来源】《中华人民共和国药典》

❀·　补中益气汤　·❀

【组成】黄芪15克，人参（或党参）15克，白术10克，炙甘草15克，当归10克，陈皮6克，柴胡12克，生姜9片，大枣6枚。

【用法】上药㕮咀，用水300毫升，煎至150毫升，去滓，空腹时热服。

【功效】补中益气，升阳举陷。

【主治】枕大神经痛。

【来源】《内外伤辨惑论》

❧ · 清暑益气汤 · ❧

【组成】西洋参5克，石斛15克，麦冬9克，黄连3克，竹叶6克，荷梗6克，知母6克，粳米15克，西瓜翠衣30克。

【用法】上药㕮咀，用水300毫升，煎至150毫升，去滓，空腹时热服。

【功效】清暑益气，养阴生津。

【主治】枕大神经痛。

【来源】《温热经纬》

❧ · 止痛散 · ❧

【组成】生香附30克，广郁金、川楝子各9克，延胡索、丹参各15克，三七9克。

【用法】上药研细末，贮瓶备用。每次5~10克，用温开水送服，每日服3次。

【功效】疏肝行气，活血散瘀。

【主治】枕大神经痛。

【来源】《仙拈集》

❧ · 头痛散 · ❧

【组成】天麻12克，当归尾12克，白菊花12克，白芷12克，川芎12克，丹参12克，红花10克，桃仁6克，生地黄10克，茯苓12克，白芍12克，蔓荆子12克。

【用法】每日1剂，水煎服。

【功效】活血祛瘀，驱风镇痛。

【主治】枕大神经痛。

【来源】四川中医，1986（9）

·六经头痛片·

【组成】白芷、辛夷、藁本、川芎、葛根、细辛、女贞子、荆芥穗油、茺蔚子等。

【用法】口服，每次2~4片，每日3次。

【功效】疏风活络，止痛利窍。

【主治】枕大神经痛。

【来源】《中华人民共和国药典》

第二节 外用方

·五子散热敷·

【组成】炒决明子75克，炒白芥子30克，炒紫苏子50克，菟丝子50克，醋延胡索50克。

【用法】将上述药物制成外用热敷包，微波炉中火加热3分钟，温度在40℃左右，热敷患者颈枕部，每次20分钟，每日1次。

【功效】祛风活血，通络止痛。

【主治】枕大神经痛。

【来源】浙江中医杂志，2016，51（3）

·樟冰散·

【组成】樟脑3克，冰片0.6克。

【用法】将药放入碗底，用火点着，鼻嗅其烟。上药为1次量，每日嗅3次，每次闻嗅3回，嗅后觉有凉气直冲入脑中，疼痛即减轻而愈。

【功效】通关窍，利滞气。

【主治】枕大神经痛。

【来源】《惠直堂经验方》

灵仙痛消散

【组成】威灵仙、宣木瓜、川草薢、细辛各20克，制马钱子、制川乌、制草乌、制附片、肉桂、独活、陈艾叶、白芥子、寻骨风、伸筋草、土鳖虫、三棱、莪术、炒杜仲、丁香、冰片各10克，蕲蛇15克。

【用法】上药共研为末，分装入18厘米×13厘米大小的布袋中，每袋80克。使用时将药袋放于患处，用50°以上白酒2~3匙浸湿，上敷热水袋加热（几个热水袋交替使用），每日1次，每次30分钟。药物用后宜存放在密闭的塑料袋内，每袋药可连续使用1周，4周为1个疗程。

【功效】疏经通络，行气活血。

【主治】枕大神经痛。

【来源】浙江中医杂志，2019，54（11）

中药药枕

【组成】小茴香60克，吴茱萸60克，艾叶60、桂枝60克，决明子60克。

【用法】将药枕放在微波炉中以中火加热3分钟，闻起来有药味散出时取出，降至温度约35~40℃时将中药药枕置于颈枕部，以仰卧位为主，药枕的高度根据患者颈部空间大小及其舒适感进行调整，使药枕能够为颈部区间提供合适的支撑力。

【功效】疏经通络，行气活血。

【主治】枕大神经痛。

【来源】浙江中医杂志，2019，54（11）

七珠展筋散

【组成】血竭、乳香、麝香、琥珀、牛黄、人参等。

【用法】拇指蘸取少许药物，于疼痛部位压痛点处进行局部旋转揉摩动作（轻而有力，方向为顺时针），120~160次/分钟，1~2分钟/次，尽可能将药物渗透于内皮吸收，以药尽为止，每日3~5次。持续治疗4周。

【功效】舒筋通络，活血化瘀，行气止痛。

【主治】枕大神经痛。

【来源】中国现代药物应用，2019，13（6）

第五章　肋间神经痛

肋间神经痛是指因肋间神经损害而产生的一个或多个肋间神经支配区从背部沿肋间向胸腹前壁放射，呈半环状分布的疼痛。多为单侧受累，也可以双侧同时受累。其疼痛性质多为刺痛或灼痛，呈间断性或持续性发作，咳嗽、深呼吸或打喷嚏往往使疼痛加重。此病为中老年人常见的胸痛原因之一。肋间神经痛是一组症状，病因有原发性和继发性两种，临床上通常见到的是继发性肋间神经痛，而原发性肋间神经痛较少见。继发性肋间神经痛是由病毒感染、邻近器官和组织的病变等引起，如胸腔器官的病变（胸膜炎、慢性肺部炎症、主动脉瘤等），脊柱和肋骨的损伤，老年性脊椎骨性关节炎，胸椎段脊柱的畸形，胸椎段脊髓肿瘤刺激、压迫神经根出现炎症而产生肋间神经痛的症状。

一、中医学对肋间神经痛的认识

【病因病机】

肋间神经痛属于中医学"胁痛"范畴，中医认为此病多因情绪不能畅达而致肝气郁结，跌扑损伤致瘀血内阻，饮食所伤致湿热内生，外感湿热郁结少阳，劳欲久病致脉络失养，主要责之于肝胆功能失调。胁痛的基本病机在于肝络失和，主要的病理因素则在于湿热、气滞、血瘀等，而病理性质上也有虚实之分。其势急，痛剧，病程较短，多为实证，实证胁痛一般是由于湿热蕴结、肝郁气滞等引起，以"不通则痛"为主要病理变化。其势缓，病程较长，多为虚证，虚证胁痛则通常是由于阴血不足、肝络失养等引起，以"不荣则痛"为主要病理变化。

【辨证分型】

1.肝胆湿热　胁痛口苦，胸闷纳呆，恶心呕吐，或目黄身黄，或有潮热，身热不扬，小溲黄赤。舌红苔黄腻，脉弦数或弦滑。

2.肝经火盛　胁肋灼痛或掣痛，烦躁易怒，口苦咽干，便秘溲赤。舌质红苔黄，脉弦数。

3.肝气郁结　胸胁满闷胀痛，疼痛每随情志变化而增减，精神抑郁，善太息，饮食减少。舌苔薄白，脉弦。

4.邪犯少阳　胁肋疼痛，往来寒热，胸胁苦满，心烦喜呕，不欲饮食，口苦咽干。舌淡苔白滑，脉弦。

5.肝阴不足　胁肋隐痛，绵绵不休，两目干涩，爪甲枯脆，口干咽燥，心中烦热，颧红，潮热，或有筋挛。舌红少苔，脉弦细而数。

6.痰饮内停　咳嗽转侧、呼吸时牵引胸胁疼痛加剧，胁肋胀满，气息短促，呼吸困难，苔薄白，脉沉弦或沉滑。

7.瘀血停着　胁肋部刺痛，固定不移，日轻夜重，痛处拒按，或胁下有痞块。舌质紫暗或有瘀点、瘀斑，脉涩。

8.寒滞肝脉　胁肋痛、腹冷或牵引前阴坠胀疼痛，遇寒则甚，得热则缓，形寒肢冷，口淡不渴。舌暗苔白滑，脉沉弦或弦紧。

二、西医学对肋间神经痛的认识

【病因病理】

胸神经分为前支、后支、脊膜支和交通支。前支位于肋间内、外肌之间，叫作肋间神经，走行在肋间动脉的下面。各种化学、物理因素刺激肋间神经纤维都可引发疾病。原发性肋间神经痛极少见，继发性肋间神经痛多与病毒感染、毒素刺激、机械损伤及异物压迫等有关。

1.病毒、机械损伤都可引起肋间神经炎，而导致肋间神经痛。疼痛为局部压痛，疼痛部位为脊椎旁、胸骨旁。

2.感染、中毒、骨质增生、神经根牵拉等原因引起神经根痛，疼痛性质常呈刺痛样，可放射至侧胸及前胸部。

3.良性或恶性肋间神经肿瘤可引起肋间神经痛，其疼痛较为剧烈，检查可发现肿瘤。

4.由于胸椎本身的炎症、先天异常等原因，压迫胸段神经根，也可引起肋间神经痛。

肋间神经痛是一组典型的神经疼痛症状。其发病机制未明确，目前认为神经病理性疼痛是由外周神经与中枢神经共同作用的结果。周围机制与神经损伤后初级感觉神经元产生的自发放电相关，中枢机制与脊髓后角突触传递效率的持续性增强有关。

【诊断】

一般根据症状即可诊断，查体可有胸椎棘突旁和肋间隙明显压痛；典型的根性肋间神经痛患者，屈颈试验阳性；受累神经的分布区常有感觉过敏或感觉减退等神经功能损害表现。继发性肋间神经痛需进行胸部X线、CT、MRI、B超及心电图等检查以明确原发疾病，对因治疗。

【治疗】

1.**口服药物**　非甾体类抗炎药、抗癫痫药、曲马多、中枢性镇痛药等均有一定的临床疗效。

2.**神经阻滞**　将药物直接注射于病变部位，可阻断疼痛刺激传导，消除肌肉紧张，减轻局部无菌性炎症反应。肋间神经阻滞及椎旁神经阻滞具有较高的安全性和有效性，但单纯应用神经阻滞难以达到完全缓解疼痛的效果。

3.对继发性肋间神经痛需明确原发疾病，对因治疗。

第一节 内服方

·· 阳和汤加减 ··

【组成】熟地黄15克，鹿角胶10克（烊化），鸡血藤15克，炮干姜3克，生麻黄5克，桂枝10克，白芥子6克，炙甘草3克，制乳香、制没药各10克。

【用法】水煎服。

【功效】温阳补血，散寒通滞。

【主治】肋间神经痛。

【来源】社区医学杂志，2007，5（2）

·· 枳实薤白桂枝汤加味 ··

【组成】薤白10克，炒枳实10克，全瓜蒌10克，厚朴8克，桂枝6克，橘络6克，鸡血藤15克，乳香、没药各10克，云茯苓12克，清半夏12克，炙甘草6克。

【用法】水煎服。

【功效】理气化痰，散结除满，活血通络。

【主治】肋间神经痛。

【来源】社区医学杂志，2007，5（2）

·· 七粒散 ··

【组成】血竭90克，儿茶60克，红花60克，乳香30克，没药30克，朱砂9克，麝香0.5克。

【用法】上药共研细末，每次服2~3克，用开水冲服。

【功效】化瘀消肿止痛。

【主治】肋间神经痛。

【来源】按摩与导引，2006，2（10）

·补肺散·

【组成】山茱萸6克，酸枣仁5克，当归6克，五味子1.5克，川芎1.8克，熟地黄5克，木瓜3克，生黄芪2.4克，白术3克，独活2.4克，山药6克，生姜1片。

随证加减：大便干结加瓜蒌；便溏加莲子、乌梅；失眠加茯神；纳差加生麦芽；胆囊结石加生鸡内金、鱼脑石（均研末吞服）；齿衄加仙鹤草、女贞子；皮肤瘙痒加何首乌、蒺藜。

【用法】每日1剂，水煎早、晚各服1次，10日为1疗程。服药期间忌食辛燥、油腻，注意情绪、劳逸。

【功效】养血益气柔肝。

【主治】肋间神经痛。

【来源】江苏中医，1996，17（12）

·柴胡疏肝散加桂枝附子方·

【组成】附子6~12克，桂枝9克，柴胡12克，枳壳10克，白芍12克，陈皮10克，香附10克，川芎15克，甘草6克。

加减：气虚者加党参12克；刺痛者加乳香、没药各9克；病甚者加川楝子、延胡索各12克；大便干者加大黄6~12克；便稀者加焦白术12克，山药20克。

【用法】水煎分早、晚2次温服，15日为1个疗程。

【功效】温阳理气，疏肝止痛。

【主治】肋间神经痛。

【来源】内蒙古中医药，2010，29（6）

·柴胡疏肝散加味·

【组成】柴胡10克，白芍15克，枳壳10克，川芎10克，香附10克，郁金10克，延胡索10克，丝瓜络10克，陈皮5克，甘草5克。

气滞明显者加佛手10克，青皮10克；瘀血明显者加乳香10克，没药10克；痰湿内蕴者加法半夏10克；胃气上逆者加旋覆花（包煎）15克；胸阳不振者加瓜蒌15克，薤白10克；气血亏虚者加黄芪15克，当归15克；肝阴不足者加生地黄15克，麦冬15克。

【用法】每日1剂，水煎取400毫升，每日服2次，每次服200毫升，7日为1个疗程，连服2个疗程。

【功效】理气解郁止痛。

【主治】肋间神经痛。

【来源】中国医药指南，2013，11（1）

·柴胡薤郁汤·

【组成】柴胡、枳实、郁金各9克，瓜蒌皮、赤芍各12克，越白头15克，川楝子10克，甘草3克。

加减法：痛甚者加乳香、没药、木香等；胸闷、咳嗽者加川贝母、杏仁、半夏等；心悸失眠者加煅牡蛎、酸枣仁、五味子等；瘀血者加丹参、红花；血虚有热者加沙参、生地黄等；腹胀纳呆者加生麦芽、木香、高良姜等；便秘者去瓜蒌皮，加川大黄、全瓜蒌；胃脘痛显，放射肩背者加延胡索、砂仁、甘松等。

【用法】水煎服。

【功效】疏肝理气和胃。

【主治】肋间神经痛。

【来源】四川中医，1990（11）

❧ · 大柴胡汤加减 · ❧

【组成】郁金、栀子、柴胡、连翘、枳实、黄芩各10克，赤芍、沙参各15克，大黄12克（后下），甘草5克。

【用法】每日1剂，早、晚各服1次。

【功效】疏肝理气，清热导滞。

【主治】肋间神经痛。

【来源】四川中医，1992（5）

❧ · 大黄附子汤加味 · ❧

【组成】大黄20克，附子12克，细辛3克。

胆囊炎胁痛加柴胡12克，枳实12克，郁金10克，延胡索12克；热象明显加茵陈30克，黄芩12克，柴胡15克，蒲公英30克；胆结石胁痛加金钱草30克，枳实12克，海金沙15克，鸡内金12克，紫花地丁15克；原因不明胁痛加柴胡15克，郁金10克，香附12克，白芍12克；恶心呕吐加半夏12克，竹茹12克，代赭石15克。

【用法】水煎服，每日1剂，早、晚分2次服，7日为1个疗程。

【功效】清肝利胆，泻热通便。

【主治】肋间神经痛。

【来源】山东中医杂志，2002，21（1）

❧ · 苏木饮 · ❧

【组成】苏木80~90克。

【用法】加沸水约250毫升浸泡数分钟，药液呈现红色，一次服用。按上法每日口服浸泡液3~4次，至药液无色为止。每日1

剂。孕妇、月经过多及凝血功能障碍者慎用。

【功效】活血祛瘀，通经止痛。

【主治】肋间神经痛。

【来源】承德医学院学报，1996，13（2）

·丹参饮·

【组成】丹参30克，乌药、青皮各10克，郁金15克，香附12克，甘草3克。

疼痛严重者加当归15克，赤芍10克，瓜蒌12克；带状疱疹引起者加蒲公英、金银花各30克；睡眠差者去青皮，加珍珠母30克。

【用法】水煎服，每晚1剂。

【功效】活血祛瘀，理气解郁，化滞止痛。

【主治】肋间神经痛。

【来源】四川中医，1998，16（4）

·丹栀逍遥散合金铃子散·

【组成】牡丹皮、栀子、柴胡、白芍、当归、白术、茯苓、延胡索各15克，川楝子10克，炙甘草10克。

【用法】水煎服，每日1剂，分早、晚2次温服。

【功效】疏肝清热，养血健脾。

【主治】肋间神经痛。

【来源】中医临床研究，2018，10（10）

·香附旋覆花汤加减·

【组成】香附（醋制）10克，旋覆花10克（包煎），法半夏10克，

茯苓15克，陈皮10克，杏仁10克，薏苡仁20克，瓜蒌仁10克，
降香15克，桔梗10克。

【用法】水煎服，2日1剂。

【功效】涤饮通络。

【主治】肋间神经痛。

【来源】中国乡村医生，1993（3）

～·刁本恕柴胡运脾汤·～

【组成】柴胡、白芍、枳壳、郁金、白豆蔻、川楝子各10克，
延胡索、香附、山楂、神曲、谷芽、稻芽、鸡内金各15克，川芎
3克。

【用法】水煎服。

【功效】疏肝理气，和胃健脾。

【主治】肋间神经痛。

【来源】中华中医药学会学术论文集，2005

～·附桂四逆汤·～

【组成】附子6~20克，桂枝9克，柴胡、枳实、白芍各12克，
甘草6克，生姜6克。

加减：气虚者加党参12克；刺痛者加乳香、没药各9克；痛
甚者加川楝子、延胡索各12克；大便干者加大黄6~12克；便稀者
加炒白术12克。

【用法】水煎分早、晚2次服，15日为1疗程。

【功效】温阳理气止痛。

【主治】肋间神经痛。

【来源】内蒙古中医药，2002（3）

·甘露消毒丹加减·

【组成】白豆蔻、茯苓、连翘各15克，茵陈、滑石各30克，藿香、石菖蒲各10克，木通、薄荷、白术、甘草各6克，延胡索12克。

【用法】水煎服。

【功效】清热解毒，健脾祛湿。

【主治】肋间神经痛。

【来源】四川中医，1992（5）

·逍遥散加减·

【组成】柴胡15克，当归12克，白芍15克，茯苓20克，白术12克，炙甘草12克，薄荷12克，煨姜3片。

若肝郁化热可加用牡丹皮、栀子、桑叶等；若兼宿食积滞可加用山楂、麦芽、木瓜等。

【用法】每日1剂，水煎服，2周为1个疗程。

【功效】疏肝理气止痛。

【主治】肋间神经痛。

【来源】中国医学创，2010，7（21）

·钩藤柴胡茶·

【组成】钩藤9克，柴胡9克，枳壳9克，生草3克，山楂6克。

【用法】将上五味放入杯中，加白砂糖少许，用滚沸开水冲泡，加盖待温，即可服用。每日1剂，每剂可冲泡2~3次。每次用水量约为50毫升。

【功效】平肝清热，疏肝解郁，通络理气止痛。

【主治】肋间神经痛。

【来源】陕西中医函授，1984（4）

蒿芩清胆汤加味

【组成】炒青蒿50克，黄芩15克，云茯苓20克，半夏15克，陈皮15克，枳壳15克，竹茹15克，青黛15克，滑石20克，延胡索20克，川楝子15克。

【用法】水煎日服2次。

【功效】清胆利湿，和胃化痰。

【主治】肋间神经痛。

【来源】四川中医，1983（2）

活络效灵丹加味

【组成】丹参20克，当归尾、大黄各15克，乳香、没药各10克，三七粉（冲服）3克。

加减：右胸胁痛加青皮10克；左胸胁痛加丝瓜络10克；身体壮实者加三棱、莪术、桃仁、红花各10克；年老体弱者当归尾改全当归。

【用法】水煎2次，分早、中、晚3次服。

【功效】活血化瘀，通络止痛。

【主治】肋间神经痛。

【来源】新中医，1997（2）

鸡矢藤汤

【组成】鸡矢藤15克，柴胡2克，郁金8克，红花2克。

【用法】水煎服。

【功效】活血行气止痛。

【主治】肋间神经痛。

【来源】四川中医，1982，3（3）

～ · 加味一贯煎 · ～

【组成】当归、白芍、枸杞子、生地黄、郁金、川楝子、蒺藜各10克，北沙参、麦冬、制何首乌、女贞子、墨旱莲各15克。

【用法】水煎服。

【功效】养阴疏肝。

【主治】肋间神经痛。

【来源】新中医，1984（2）

～ · 加味正骨紫金丹 · ～

【组成】血竭6克（冲），儿茶10克，当归12克，云茯苓20克，莲子15克，红花20克，丹皮10克，白芍20克，丁香9克，木香9克，熟大黄10克，薤白10克，檀香6克，甘草6克，瓜蒌皮12克。

【用法】水煎温服，每日1剂，日服2次。

【功效】活血通络止痛。

【主治】肋间神经痛。

【来源】北京中医，1995（3）

～ · 四逆散 · ～

【组成】柴胡、白芍、枳实各9克，甘草3克。

【用法】水煎服。

【功效】平肝健脾。

【主治】肋间神经痛。

【来源】辽宁中医杂志，1987（4）

❧ 柴胡桂枝干姜汤加味 ❧

【组成】柴胡、黄芩各9克，干姜、桂枝各6克，天花粉、夏枯花各15克，牡蛎30克，甘草6克。

【用法】水煎服。

【功效】疏肝散结。

【主治】肋间神经痛。

【来源】辽宁中医杂志，1987（4）

❧ 下瘀血汤加减 ❧

【组成】制大黄6克，桃仁6克，蟅虫6克，五灵脂9克，丹参9克，黄芪15克，党参15克，当归9克，鳖甲15克，海藻9克，九香虫3克，川芎6克。

【用法】水煎服。

【功效】化瘀软坚止痛。

【主治】肋间神经痛。

【来源】辽宁中医杂志，1987（4）

❧ 柴胡加龙骨牡蛎汤加减 ❧

【组成】柴胡12克，黄芩5克，茯苓9克，甘草4.5克，酸枣仁15克（打碎），龙骨18克（先煎），生姜3片，牡蛎30克（先煎），铅丹1.5克（先煎），大黄6克，半夏30克。

【用法】水煎服。

【功效】和解泻热，重镇安神止痛。

【主治】肋间神经痛。

【来源】辽宁中医杂志，1987（4）

金芍一贯煎

【组成】当归、白芍、枸杞子、郁金、丹皮、丹参、川楝子各10克，麦冬、北沙参、生地黄各15克，炒栀子8克。

【用法】水煎服。

【功效】养阴疏肝止痛。

【主治】肋间神经痛。

【来源】现代中西医结合杂志，2007，16（29）

九味胁痛汤

【组成】丹参30克，赤芍10克，柴胡6克，甘草5克，地龙10克，制乳香8克，制没药8克，川楝子10克。

久痛肝阴不足者加生地黄20克，白芍30克；肝郁重者加青皮6克，郁金10克，香附10克；瘀重者加桃仁10克，延胡索10克，红花6克；便秘者加生大黄10克（后下）。

【用法】水煎服。

【功效】行气祛瘀，通络止痛。

【主治】肋间神经痛。

【来源】中国民间疗法，1996（4）

暖肝煎

【组成】肉桂6克，小茴香6克，茯苓10克，乌药6克，枸杞子10克，当归10克，沉香3克，生姜5片。

寒甚加吴茱萸6克，胁痛甚加延胡索10克。

【用法】水煎分早、晚2次服，每日1剂，6剂为1个疗程。

【功效】温经散寒，暖肝理气止痛。

【主治】肋间神经痛。

【来源】山东中医杂志，2004，23（2）

·清香止痛方·

【组成】茵陈15克，蒲公英10克，香附10克，丁香3克，木香10克，藿香10克，柴胡6克，川芎6克，枳壳6克，川楝子10克，延胡索10克，丝瓜络10克，茯苓10克，白术10克，陈皮6克，当归10克，白芍10克，丹参10克。

【用法】水煎服，每日1剂，饭前服。

【功效】清肝止痛，芳香化湿，活血柔肝。

【主治】肋间神经痛。

【来源】江西中医药，2017，48（12）

·三元香散·

【组成】三七40克，延胡索60克，木香20克，柴胡20克，郁金30克。

【用法】上药共研细粉，每次6克，每日2次，温黄酒送服，10日为1个疗程，可连服2~3个疗程。

【功效】活血化瘀，行气止痛。

【主治】肋间神经痛。

【来源】实用中医药杂志，2000，16（11）

·四逆二陈汤加减·

【组成】柴胡9克，白芍15克，枳壳20克，茯苓20克，厚朴15克，陈皮12克，半夏9克，龙胆9克，佛手15克，威灵仙15克，炙甘草6克。

【用法】水煎服。服药期间饮食清淡，保持乐观心态。

【功效】疏肝活络止痛。

【主治】肋间神经痛。

【来源】中医临床研究，2018，10（18）

·小柴胡汤合藿香正气散化裁·

【组成】柴胡、藿香、郁金各15克，半夏、陈皮、黄芩、厚朴、茯苓、苍术各10克，甘草9克，延胡索、白术各12克，川楝子20克，白芍30克，生姜3片，大枣4枚。

【用法】水煎服。

【功效】和解少阳，疏肝醒脾。

【主治】肋间神经痛。

【来源】四川中医，1994（10）

·洗手荣筋方加减·

【组成】乳香、没药各10克，桂枝6克，赤芍8克，咸灵仙15克，柴胡3克，蜈蚣1条（焙干，研细末冲服）。

【用法】水煎服。

【功效】通络化瘀，温经止痛。

【主治】肋间神经痛。

【来源】四川中医，1987（11）

·小柴胡汤加味·

【组成】柴胡18克，潞党参12克，黄芩10克，半夏12克，甘草10克，枳壳15克，广郁金12克，桔梗、炒白芍各10克，制香附9克，旋覆花10克，三七粉（吞）10克。

辨证论治：气滞型见胸胁胀痛，压痛广泛，咳嗽和深呼吸时疼痛加剧者，加陈皮9克，广木香6克；血瘀型见胸胁刺痛，压痛固定不移，活动时加重者，加桃仁10克，川芎12克；气滞血瘀型见胸胁时胀或刺痛，舌黯，脉弱者，加陈皮9克，桃仁6克，川芎8克。

【用法】每日1剂，水煎分早、晚2次温服，1周为1个疗程。

【功效】理气解郁，活血化瘀，通络止痛。

【主治】肋间神经痛。

【来源】河南中医，2012，32（12）

～ᵕᵕ· 胁肋痛方 ·ᵕᵕ～

【组成】白芍60克，川芎、白芷各10克，细辛3克，石菖蒲6克，大青叶、葛根各15克，生甘草3克。

【用法】水煎服。

【功效】柔肝缓急，行气活血，调畅气机。

【主治】肋间神经痛。

【来源】四川中医，1991（2）

～ᵕᵕ· 胁痛汤 ·ᵕᵕ～

【组成】丹参30克，泽兰，赤芍10克，地龙10克，制乳香6克，制没药6克，柴胡6克，甘草3克，川楝子10克。

胁肋疼痛兼肝气郁结者加青皮6克，郁金10克，香附10克；胁肋疼痛兼肝阴不足者，加生地黄20克，白芍10克；胁肋疼痛兼瘀血重者，加红花、桃仁；胁肋疼痛兼大便干结者，加大黄10克。

【用法】水煎服。

【功效】活血祛瘀，疏肝行气通络。

【主治】肋间神经痛。

【来源】江西中医药，1995（增刊）

·旋覆花汤加减·

【组成】旋覆花6克（包煎），丹参18克，红花6克，蒺藜10克，川楝子10克，青葱5枚。

【用法】水煎服。

【功效】疏肝活血。

【主治】肋间神经痛。

【来源】江西中医药，1995（增刊）

·清肝汤·

【组成】栀子10克，牡丹皮6克，柴胡6克，川芎6克，当归10克，白芍10克。

肝火犯胃而胁脘灼热串痛，呕吐酸苦水，加左金丸3~6克；火郁日久，烦躁不得发越，致胁痛局部皮起疱疹（带状疱疹），加全瓜蒌18克，生甘草6克，红花6克。

【用法】水煎服。

【功效】清泄肝火。

【主治】肋间神经痛。

【来源】江西中医药，1995（增刊）

·三子养亲汤加减·

【组成】厚朴6克，紫苏子6克，白芥子10克，青皮6克，茯苓10克。

胁下胀痛可加郁金6克，橘络4克；饮浊留滞之咳逆重症加甘遂末0.5~1克（另吞），大枣汤下，或合葶苈大枣泻肺汤。

【用法】水煎服。

【功效】蠲饮通络。

【主治】肋间神经痛。

【来源】江西中医药，1995（增刊）

·滑氏补肝散·

【组成】酸枣仁12克，熟地黄30克，白术30克，当归15克，山茱萸15克，山药15克，川芎15克，木瓜15克，独活12克，黄芪15克，五味子15克。

【用法】研末每次用15克，和大枣煎服。

【功效】补肝肾，益气血。

【主治】肋间神经痛。

【来源】《证治准绳》

·血府逐瘀汤加味·

【组成】红花、甘草、木香、桃仁各10克，牛膝、柴胡、枳壳、桔梗各10克，川芎10克，板蓝根20克，当归20克，延胡索20克，生地黄20克。

加减：年老体虚者加黄芪、党参各15克；阴虚者加麦冬15克，玄参12克；血虚者加鸡血藤15克；烦躁、夜眠差者加合欢花12克，远志12克；疼痛较重者加延胡索15克，蜈蚣3克，川楝子10克。

【用法】冷水煎服，共600毫升药液，分早、中、晚3次服用，每次200毫升，忌茶水。

【功效】疏肝理气，祛瘀止痛。

【主治】肋间神经痛。

【来源】中国社区医师，2015，31（31）

旋覆花汤加味

【组成】旋覆花（包煎）、茜草、延胡索、五灵脂、威灵仙、桂枝、瓜蒌、白芥子、薤白、川芎各10克。

疼痛主要在胸部者加郁金；疼痛主要在胁部者加柴胡。

【用法】水煎服，每日1剂。

【功效】活血化瘀，通络止痛。

【主治】肋间神经痛。

【来源】山东中医杂志，1997，16（1）

瘀热汤加味

【组成】旋覆花12克，生茜草10克，干芦根30克，枇杷叶12克，炒当归尾10克，红花6克，醋延胡索10克，醋青皮6克，炒枳壳10克，青葱管1尺（后下）。

【用法】水煎服。

【功效】行瘀通络，理气散结。

【主治】肋间神经痛。

【来源】江苏中医，1994，15（12）

越鞠丸加减

【组成】苍术10克，川芎12克，香附12克，栀子10克，延胡索10克，郁金12克，橘络6克，白芍18克，甘草10克。

【用法】水煎服。

【功效】疏肝解郁，活血通络。

【主治】肋间神经痛。

【来源】四川中医，1986（5）

柴胡合芍药甘草汤

【组成】柴胡10克，白芍30克，甘草10克，郁金15克，枳壳10克，生地黄30克，枸杞子15克，菊花12克。

【用法】水煎服，每日1剂。

【功效】疏肝理气，养阴柔肝。

【主治】肋间神经痛。

【来源】家庭科技，1998（11）

活血通络止痛汤

【组成】丹参10克，桃仁10克，黄芪25克，川芎10克，太子参10克，全蝎5克，乳香5克，延胡索10克，川楝子5克。

加减：阴伤明显者，可加沙参10克，生地黄15克；余毒未尽者，可加金银花15克，大青叶20克；瘙痒明显者，可加蝉蜕5克，苦参15克。

【用法】每日1剂，加水煎至500毫升，早、晚各服用250毫升。

【功效】活血通络止痛。

【主治】肋间神经痛。

【来源】临床和实验医学杂志，2015，14（7）

钻山风糖浆

【组成】钻山风、黄鳝藤、四块瓦、威灵仙、千斤拔、鸡血藤、山姜。

【用法】口服，每次20~30毫升，每日2~3次。

【功效】祛风除湿，散瘀止痛，舒筋活络。

【主治】肋间神经痛。

【来源】《中华人民共和国药典》

～·　遣怒丹　·～

【组成】白芍60克，柴胡3克，甘草3克，乳香末3克，广木香末3克，白芥子9克，桃仁10粒，生地黄9克，枳壳0.9克。

【用法】水煎服。

【功效】疏肝理气，活血止痛。

【主治】肋间神经痛。

【来源】《辨证奇闻》

～·　附子粳米汤　·～

【组成】附子1枚（炮），半夏、粳米各9克，甘草3克，大枣3枚。

【用法】上5味，以水1600毫升，煮米熟汤成，去滓，温服200毫升，日3服。

【功效】温中散寒止痛，蠲饮降逆。

【主治】肋间神经痛。

【来源】《金匮要略》

～·　左金汤　·～

【组成】白术、陈皮各4.5克，黄连2.4克，吴茱萸1.2克。

【用法】水煎服。

【功效】清肝泻火。

【主治】肋间神经痛。

【来源】《不知医必要》

～·　填精益血汤　·～

【组成】熟地黄30克，山茱萸15克，白芍15克，当归9克，柴胡3克，牡丹皮6克，沙参9克，茯苓6克，地骨皮9克，白术9克。

【用法】水煎服。

【功效】补肾填精，疏肝益血。

【主治】肋间神经痛。

【来源】《辨证奇闻》

金铃泻肝汤

【组成】川楝子（捣）15克，生明乳香12克，生明没药12克，三棱9克，莪术9克，甘草3克。

【用法】水煎服。

【功效】疏肝活血止痛。

【主治】肋间神经痛。

【来源】《医学衷中参西录》

大柴胡汤

【组成】柴胡15克，黄芩9克，芍药9克，半夏9克（洗），枳实4枚（炙），大黄12克，大枣4枚，生姜15克。

【用法】上8味，以水2200毫升，煮取1200毫升，去滓再煎，温服200毫升，日3服。

【功效】和解少阳，内泻热结。

【主治】肋间神经痛。

【来源】《金匮要略》

红花粉草瓜蒌汤

【组成】红花1.5克，甘草6克，大瓜蒌1个（重30~60克，连皮捣烂）。

【用法】水煎服。

【功效】清热润燥，活血止痛。

【主治】肋间神经痛。

【来源】《经验丹方汇编》

～· 黄连血府逐瘀汤 ·～

【组成】黄连（吴茱萸煎汁炒）6克，柴胡、当归各6克，青皮、桃仁（研如泥）、枳壳（麸炒）各3克，川芎、白芍各2克，红花1.5克。

【用法】上锉1剂，水煎，食远服。

【功效】清热活血通络止痛。

【主治】肋间神经痛左胁下痛。

【来源】《万病回春》

～· 丹脂息痛汤 ·～

【组成】丹参12克，炒五灵脂10克，香附12克，当归10克，佛手12克，柴胡10克，三七粉3克（冲服），白芍12克，延胡索12克，甘草6克。

【用法】水煎服，每日1剂。

【功效】疏肝理气，化瘀止痛。

【主治】肋间神经痛。

【来源】《千家妙方》

～· 柴胡清肝汤 ·～

【组成】陈皮、川芎各3克，白芍（酒炒），枳壳（面煨，去瓤）、香附（杵）、柴胡各4.5克，甘草1.5克。

【用法】水煎服。

【功效】清肝止痛。

【主治】肋间神经痛。

【来源】《不知医必要》

❧ · 乙癸同源饮 · ❧

【组成】北沙参（米炒）、生地黄、生鳖甲、制何首乌各12克，麦冬、枸杞子、川楝子、生白芍各9克，酒炒当归6克，牡蛎24克，藏红花15克（后下）。

【用法】水煎服，每日1剂，日服3次。

【功效】滋肾养肝，活血软坚消肿。

【主治】肋间神经痛。

【来源】浙江中医杂志，1964（6）

❧ · 薤蒌四逆散 · ❧

【组成】酒炒薤白、炒瓜蒌皮、杭白芍各9克，柴胡、炒枳壳、炙甘草、广郁金各4.5克，桃仁、制香附各6克。

【用法】水煎服，每日1剂，日服2次。

【功效】疏肝理气，和血定痛。

【主治】肋间神经痛。

【来源】浙江中医杂志，1964（6）

❧ · 双解散 · ❧

【组成】川芎4.5克，枳实9克，生甘草6克，片姜黄9克，桂心3克，川郁金12克，五灵脂9克，炒赤芍18克，川楝子、延胡索各9克。

【用法】水煎服，每日1剂。

【功效】活血疏肝，理气止痛。

【主治】肋间神经痛。

【来源】《任应秋论医集》

～·　肝脾双调汤　·～

【组成】杭白芍、甘草各10克，连翘、厚朴各6克，薄荷3克，麦芽30克，上安桂末、上梅片末、飞朱砂各3克（此3味另包吞服）。

【用法】水煎服，每日1剂，日服2次。

【功效】疏肝理气，理脾健胃。

【主治】肋间神经痛。

【来源】新中医，1986（12）

～·　消食汤　·～

【组成】党参、白术、茯苓、神曲、麦芽、陈皮、竹茹、厚朴、白豆蔻、香附、青皮、甘草（剂量可随证酌定）。

【用法】水煎服，每日1剂。

【功效】平肝理气，健脾消食。

【主治】肋间神经痛。

【来源】《老中医经验汇编》

第二节　外用方

～·　奇正青鹏膏　·～

【组成】棘豆、亚大黄、铁棒锤、诃子（去核）、毛诃子、余甘子、安息香、宽筋藤、人工麝香。

【用法】取本品适量涂于患处，按摩5~10分钟使药物充分吸收，每日2次。

【功效】止痛消肿。

【主治】肋间神经痛。

【来源】医学信息（中旬刊），2011（6）

云南白药和654-2外敷

【组成】云南白药、654-2。

【用法】首先把云南白药粉4克倒入654-2注射液10毫升内，搅拌成稠状物，涂敷于压痛点，再用伤湿止痛膏贴于其上，每日换药1次，一般3日为1个疗程。

【功效】活血通络镇痛。

【主治】肋间神经痛。

【来源】北京军区医药，1995，7（3）

草河车散

【组成】草河车。

【用法】磨酒外敷局部。

【功效】清热解毒，消肿止痛。

【主治】肋间神经痛。

【来源】四川中医，1986（1）

马钱乳没散

【组成】生马钱子、没药、乳香、白芷、延胡索各30克，细辛、三七各20克。

加减：如情志内郁，忧思恼怒，气机不畅，其痛即发者加青皮、枳壳各30克，香附20克；如遇寒冷刺激即发者加制川乌、制草乌各15克；如遇热而诱发者加丹皮、栀子、生地黄各30克；如外感咳嗽、喷嚏即发者加全瓜蒌30克，红花18克。

【用法】上药共研细末，贮放入空瓶内封口。用时取出药粉，视其疼痛面积的大小而定用量。如疼痛波及范围较大，药粉用50~90克，如疼痛面积较小，取药粉30~60克。用上等陈醋和白酒各兑半，混匀掺入药粉内，将药粉调成软面状，压成扁薄与疼痛面积相等的片块状，粘在肋间疼痛最明显的部位，然后外敷一层消毒的薄塑料布，再用绷带外缠固定，24小时更换药物1次。10日为1疗程。

【功效】疏通经络，活血祛瘀，定痛。

【主治】肋间神经痛。

【来源】新中医，1996（10）

第六章　坐骨神经痛

坐骨神经痛是以一侧或双侧下肢沿坐骨神经走行区域放射痛为主要临床表现的一类疾病。坐骨神经痛是一种常见病、多发病，一般见于中老年人，男、女均可发病，女性患病率高于男性。多见于久坐、肥胖者，随着生活节奏的加快，发病率逐年升高，发病年龄亦趋于年轻化，坐骨神经痛分为原发性和继发性两大类：原发性坐骨神经痛以坐骨神经的无菌性炎症反应为主；继发性坐骨神经痛主要是由于外来的压迫或刺激，导致坐骨神经出现水肿、缺血、变性等一系列炎症反应，由于发病原因及受压部位不同，可分为根性坐骨神经痛和干性坐骨神经痛2种，临床常见病因有腰椎退变性疾病、腰椎间盘突出症、腰椎管狭窄症、梨状肌综合征、外伤等。临床上以继发性坐骨神经痛多见，原发性较少见。

一、中医学对坐骨神经痛的认识

【病因病机】

坐骨神经痛归属于中医学"腰痛""痹证"等范畴。《灵枢·经脉》云"腰似折，髀不可以曲，腘如结，踹如裂"，形象地描述了本病的临床表现。本病主要为禀赋不足、肝肾不足、体质素虚或久病体虚，气血耗损，腠理空虚，致使外邪侵袭；或腰部闪挫、外伤等因素，损伤筋脉，导致气滞血瘀，不通则痛；或久居湿地、冒雨涉水、汗出当风等，风寒湿邪侵入，痹阻腰腿部；或湿热邪气侵袭，或湿浊郁久化热，流注膀胱经，均可导致腰腿疼痛。本病主要属足太阳、足少阳经脉和经筋病症。

【辨证分型】

1.血瘀证　腰腿痛如刺，痛有定处，日轻夜重，腰部板硬，俯仰、旋转受限，痛处拒按。舌质紫暗，或有瘀斑，脉弦紧或涩。

2.寒湿证　腰腿冷痛重着，转侧不利，静卧痛不减，受寒及阴雨加重，肢体发凉。舌质淡，苔白或腻，脉沉紧或濡缓。

3.湿热证　腰部疼痛，腿软无力，痛处伴有热感，遇热或雨天痛增，活动后痛减，恶热口渴，小便短赤。舌苔黄腻，脉濡数或弦数。

4.肝肾亏虚　腰酸痛，腿膝乏力，劳累更甚，卧则减轻。偏阳虚者面色㿠白，手足不温，少气懒言，腰腿发凉，或有阳痿、早泄，妇女带下清稀，舌质淡，脉沉细。偏阴虚者，咽干口渴，面色潮红，倦怠乏力，心烦失眠，多梦或有遗精，妇女带下色黄味臭，舌红少苔，脉弦细数。

二、西医学对坐骨神经痛的认识

【病因病理】

坐骨神经由腰4、5及骶1、2、3神经根在骶神经丛汇合成坐骨神经干后经梨状肌下孔出盆腔至臀大肌深面，在坐骨结节与大转子连线的中、外1/3处的深面下行入股后区，继而行于股二头肌长头的深面，达腘窝上角处分为胫神经和腓总神经两大终支。坐骨神经是全身最粗大且走行最长的神经，坐骨神经干行经的任何部位发生损伤或炎症均可引发坐骨神经痛。原发性坐骨神经痛可能因流行性感冒，牙齿、鼻窦、扁桃体等病灶感染，经血流侵及神经外衣而致坐骨神经间质炎，多与肌炎和纤维组织炎同时发生，寒冷、潮湿常为诱发因素。继发性坐骨神经痛主要发生在坐骨神经通路上，神经遭受邻近组织病变刺激、压迫或因某些全身性疾病引起。常见的病因有：

1.脊柱原因 由椎间盘突出及腰椎退行性疾病引起的坐骨神经痛占绝大多数，最常见的是腰椎间盘突出、腰椎结核、脊柱炎、椎管狭窄和肿瘤。

2.非脊柱原因 ①梨状肌综合征：坐骨神经从梨状肌下循行至臀部以下，因此坐骨神经易受压迫；②坐骨神经的创伤性损伤；③妇产科病因。

【诊断】

1.有腰部外伤、慢性劳损或受寒湿史。大部分患者在发病前有慢性腰痛史。

2.腰痛向臀部及下肢放射，腹压增加（如咳嗽、喷嚏）时疼痛加重。

3.腰椎生理弧度消失，病变部位椎旁有压痛，并向下肢放射，腰活动受限。

4.下肢受累神经支配区有感觉过敏或迟钝，病程长者可出现肌肉萎缩。直腿抬高或加强试验阳性，膝、跟腱反射减弱或消失，拇趾背伸力减弱。

5.X线摄片检查示脊柱侧弯，腰生理前凸消失，病变椎间盘可能变窄，相邻边缘有骨赘增生。CT、MRI检查可显示椎间盘突出的部位及程度。

【治疗】

临床主要遵循早期和长期、积极而理性、综合治疗和全面达标、治疗措施个体化等原则，对坐骨神经痛患者进行疾病教育、运动治疗、腰背肌功能锻炼和药物治疗。

1.卧床休息 急性发作期，推荐短期卧床休息，对缓解疼痛、减轻神经牵拉或压迫效果显著。由于大部分坐骨神经痛患者均为腰椎间盘突出引起，因此加强腰背肌锻炼及增加核心肌群的力量强度，可维持脊柱稳定性，对疼痛的缓解有帮助，可防止疾病加重。

2.药物治疗 坐骨神经痛常用的药物有以下几种，①镇痛药：对于疼痛的治疗是坐骨神经痛治疗的关键，包括非甾体类抗炎药及阿片类镇痛药。阿片类药物的中枢镇痛作用明显，但由于其具有成瘾性，既往较少用于坐骨神经痛等外周神经病变的治疗。②糖皮质激素：糖皮质激素是临床上常用的抗炎药物，可通过抑制炎症因子的释放和炎性细胞的聚集减轻炎症损害，从而达到治疗目的。临床常用局部封闭或硬膜外注射等方式治疗坐骨神经痛，短期疗效显著，然而不良反应较大，需谨慎应用。③脱水消肿药：常用甘露醇注射液、β-七叶皂苷钠等，有消除神经水肿和促进髓鞘恢复等作用。④营养神经药：甲钴胺、神经节苷脂等。

3.微创手术 若经过正规的保守治疗无效，严重影响生活质量或已经出现马尾综合征的患者可行显微椎间盘切除术等各种微创手术治疗。

4.射频消融术 利用可控温度的射频电极在椎间盘内形成电场，对退变或突出的椎间盘髓核组织进行热凝处理，使突出部位髓核胶原蛋白成分有限变性、固缩，体积减小，从而减轻突出的椎间盘对椎管的压迫，最终达到缓解疼痛目的。

5.臭氧注射 臭氧可消除无菌性炎症，还可以减少免疫复合物沉积。向椎间盘突出部位或椎间孔注入臭氧，可达到抗炎、抑制免疫反应等作用，减轻神经性疼痛。

【预防措施】

规律饮食，避免感受风寒湿邪，保护腰部，避免久坐、久站。经常运动，防止肥胖，加强腰背肌功能锻炼。

第一节 内服方

❦ 冯晓燕经验方 ❧

【组成】红花10克，鸡血藤5克，川芎12克，当归15克，木瓜10克，川牛膝15克，枳壳5克，香附9克，狗脊5克，炒杜仲15克，五加皮12克，地龙5克。

辨证加减：瘀滞为主多配以生地黄、桃仁、赤芍、地龙等；风寒湿阻型加以独活、桑寄生、葛根等。

【用法】水煎服，每日1剂，早、晚分服，连服3周。

【功效】活血通络，散寒除湿。

【主治】坐骨神经痛。

【来源】浙江中西医结合杂志，2017，27（5）

❦ 方永良经验方 ❧

【组成】黄芪20克，当归10克，川牛膝15克，白芍20克，甘草9克，桑寄生15克，杜仲15克，全蝎4克，鸡血藤15克，秦艽10克，仙鹤草15克，豨莶草15克。

【用法】水煎服，用水400毫升浸泡后，煮至200毫升，每次100毫升，分早、晚2次服用。

【功效】益气活血，通络止痛。

【主治】坐骨神经痛。

【来源】实用中医药杂志，2016，32（3）

❦ 马小娟经验方 ❧

【组成】牛膝20克，狗脊20克，薏苡仁20克，鸡血藤20克，独活15克，桑寄生15克，续断15克，防风15克，威灵仙15克，地龙15克，丹参10克，桃仁10克，红花10克。

加减：疼痛较剧者加乳香10克，虎杖15克；久痛入络者加全蝎6克，蜈蚣2条；腰腿疼痛者加制川乌5克，制草乌5克；湿重者加苍术10克；下肢麻木明显者加豨莶草10克，路路通10克；肾虚腰膝酸软乏力者加杜仲15克，枸杞子15克，淫羊藿15克；气虚者加党参15克，黄芪20克；血虚者加当归10克，白芍15克。

【用法】每日1剂，水煎2次，将药液兑匀，每次300毫升，早、晚各服1次。

【功效】祛风湿，止痹痛，补肝肾，强筋骨。

【主治】坐骨神经痛。

【来源】健康大视野，2013，21（12）

段文球经验方

【组成】丹参10克，制乳香10克，制没药10克，赤芍10克，川牛膝10克，当归10克，鸡血藤20克，威灵仙10克，伸筋草10克，醋炒延胡索15克，三七粉10克（冲服），甘草5克。

【用法】每日1剂，水煎200~300毫升，内服，10日为1个疗程。

【功效】祛风通络，健运脾胃，祛湿泄浊，活血祛瘀，清热通络。

【主治】坐骨神经痛。

【来源】中医外治杂志，2003，12（5）

江华鸣经验方

【组成】制川乌、制草乌各6克，杭菊花15克，生麻黄6克，制乳香、制没药各6克，丹参12克，当归12克，怀牛膝12克，黄芪20克，山药15克，枸杞子15克，桂枝10克，甘草5克。

加减运用：阳气不足，风寒湿侵袭者上方去枸杞子、山药，加肉桂6克，附片10克，细辛3克；肝肾两虚，阴阳双亏者原方加仙茅10克，巴戟天10克，知母12克，黄柏6克；久病入络，血脉闭阻者原方去乳香、生麻黄、桂枝，加土鳖虫6克，全蝎6克，蜈蚣3条、红花6克，鸡血藤20克，三七粉（吞）3克；寒湿之邪郁久化热，或嗜食膏粱厚味，内蕴湿热者原方去生麻黄、桂枝，加苍术10克，黄柏6克，知母10克，薏苡仁30克。

【用法】以上药物水煎服，每日1剂，煎2~3次，饭后半小时服，6剂为1疗程，疗程间隔2~3日。

【功效】补气，益肝肾，活血止痛。

【主治】坐骨神经痛。

【来源】中医外治杂志，2000，9（1）

双活祛风汤

【组成】羌活10克，独活10克，桂枝8克，秦艽10克，当归10克，川芎10克，桑枝20克，海风藤15克，川乌10克，威灵仙10克，甘草5克。

【用法】水煎服。

【功效】祛风胜湿。

【主治】坐骨神经痛。

【来源】实用中医药杂志，1997（2）

活血温经通络汤

【组成】当归15克，三七粉3克（冲服），水蛭3克，川芎15克，熟地黄12克，黄精30克，黄芪30克，桃仁10克，红花10克，赤芍15克，木香12克，丹参20克，地龙10克，牛膝15克，丝瓜络12克，全蝎6克，乌梢蛇6克，制草乌3克（先煎），桂枝10克，羌活12克，独活12克，秦艽12克，威灵仙15克，甘草6克。

【用法】水煎服，每日1剂，分早、晚2次口服。

【功效】温经散寒，舒筋活络。

【主治】坐骨神经痛。

【来源】中国民间疗法，2019，27（24）

·戴振兴经验方1·

【组成】肉桂、甘草各10克，独活、桑寄生各30克，杜仲、牛膝、干地黄各20克，党参、防风、秦艽各15克，细辛3克。

【用法】以上中药混合后加水进行煎煮，取汁250~300毫升，每日1剂，分早、晚2次服。

【功效】祛风除湿，舒筋止痛。

【主治】坐骨神经痛。

【来源】健康必读，2019（22）

·戴振兴经验方2·

【组成】黄芪20克，当归10克，川牛膝15克，白芍20克，甘草9克，桑寄生15克，杜仲15克，全蝎4克，鸡血藤15克，秦艽10克，仙鹤草15克，豨莶草15克。

【用法】水煎服，用水400毫升浸泡后，煮至200毫升，每次100毫升，分早、晚2次服用。

【功效】益气活血，祛风通络止痛。

【主治】坐骨神经痛。

【来源】健康必读，2019（22）

·王维经验方·

【组成】杜仲20克，桑寄生20克，狗脊15克，桂枝15克，当归15克，川芎15克，川牛膝15克，威灵仙15克，红花10克，白芷10克，制天南星10克。

【用法】每日1剂，早、晚分服。

【功效】滋肾壮腰，活血祛湿。

【主治】坐骨神经痛。

【来源】现代中西医结合杂志，2018，27（10）

·治疗坐骨神经痛方·

【组成】天麻150克，麻黄150克，白芷150克，赤芍150克，天南星150克。

【用法】碾末分12包，早、晚各1包冲服，如用黄酒冲服效果更佳。用药期间忌烟酒，辛辣食物及冷饮。

【功效】祛风除湿，舒筋止痛。

【主治】坐骨神经痛。

【来源】中国民间疗法，2016，24（3）

·金林生经验方·

【组成】独活20克，桑寄生30克，桂枝18克，当归20克，桃仁10克，细辛3克，熟地黄30克，虎杖30克，炒苍术18克，威灵仙30克，茯苓20克。

【用法】水煎服。

【功效】祛风除湿，除痹止痛。

【主治】坐骨神经痛。

【来源】当代医学，2015，21（13）

❦ · 胡潘武经验方 · ❧

【组成】牛膝35克，狗脊40克，制马钱子3克，鹿角胶60克。

【用法】经过烘干、粉碎、烊化等加工处理后制成绿豆大药丸，每次3丸，每日3次，10日为1个疗程，连续治疗3个疗程。

【功效】补肝肾，强筋骨，活血通经，引火下行。

【主治】坐骨神经痛。

【来源】亚太传统医药，2015，11（23）

❦ · 迟明春经验方 · ❧

【组成】制附子（先煎）25克，薏苡仁30克，赤芍30克，防风15克，党参25克，当归18克，伸筋草15克，鸡血藤12克，秦艽15克，海风藤10克，川牛膝10克，炙甘草20克。

肝血不足者可重用赤芍和甘草。

【用法】水煎服，每日1剂，早、晚分服。

【功效】理气和血，祛风止痛。

【主治】坐骨神经痛。

【来源】医学信息，2015（10）

❦ · 范嘉伟经验方 · ❧

【组成】蕲蛇30克，全蝎30克，蜈蚣20条。

【用法】上药置于瓦上烘烤后研粉，分30次于每日晚餐后1小时温水冲服。

【功效】祛风除湿，除痹止痛。

【主治】坐骨神经痛。

【来源】中国民间疗法，2019，27（17）

〜· 王洁经验方 ·〜

【组成】熟地黄，鸡血藤各15~30克，川续断、川独活、威灵仙、鹿衔草、当归、川牛膝、生甘草各10~15克，金狗脊10~30克，炒白芍15~60克。

兼风寒者加川乌、桂枝各10克；湿重者加炒苍术、黄柏各10克；气虚者加生黄芪30克；阳虚者加制附片、肉苁蓉、淫羊藿、巴戟天各10克；刺痛明显者加乳香、没药、红花、桃仁各10克；痛剧者加露蜂房10克，蜈蚣2条。

【用法】每日1剂，水煎分2次服。

【功效】舒筋活络，化瘀止痛，并能补肝肾，强筋骨。

【主治】坐骨神经痛。

【来源】中国误诊学杂志，2008，8（31）

〜· 龙胆泻肝汤加减 ·〜

【组成】龙胆15克，栀子12克，生地黄12克，车前子（包）24克，泽泻15克，黄芩15克，川牛膝18克，地龙15克，蜈蚣2条，醋柴胡10克，当归15克，丹参15克。

【用法】水煎服，每日1剂。

【功效】清热泻火，利湿通络。

【主治】坐骨神经痛。

【来源】甘肃中医，2007（8）

〜· 独活寄生汤 ·〜

【组成】独活12克，桑寄生15克，续断10克，怀牛膝10克，当归10克，川芎10克，白芍10克，细辛3克，熟地黄15克，党参15克，肉桂6克，炙甘草10克。

加减：风邪偏重者加防风、海风藤；寒邪偏重者加制附片、干姜；湿邪偏重者加苍术、防风；痛剧者加制川乌、地龙；肢节屈伸不利者加木瓜、蜈蚣；外伤引起者加桃仁、红花。

【用法】每日1剂，水煎2次兑匀，分2次温服，4周为1个疗程。

【功效】祛邪扶正，攻补兼施。

【主治】坐骨神经痛。

【来源】甘肃中医，2003（11）

通络止痛汤

【组成】鸡血藤20克，威灵仙15克，秦艽15克，当归12克，苍术10克，制川乌6克（先煎），制乳香10克，全蝎5克，蜈蚣1条、怀牛膝15克，杜仲15克，徐长卿15克，甘草3克。

加减：寒证明显者加桂枝10克，细辛3克；热重者去制川乌，加知母10克，黄柏10克；血瘀重者加三七粉5克（冲服）；气虚者加黄芪20克，白术10克。

【用法】每日1剂，水煎分2次服。

【功效】祛风除湿，通络止痛。

【主治】坐骨神经痛。

【来源】中国医师杂志，2007（8）

牛膝蠲痹汤

【组成】川牛膝50~120克，黄柏9~12克，生薏苡仁30~40克，川芎10~20克，木瓜12~20克，细辛3克，苍术10~15克，土鳖虫10~15克，桑寄生30克，淫羊藿30克，鸡血藤30克，伸筋草30克。

痛剧加乳香、延胡索、没药；气虚加黄芪；血虚加当归、白芍；肾阳虚加续断、狗脊、杜仲；肾阴虚加生地黄、熟地黄；湿重加黄柏。

【用法】上药水煎，每日1剂，分3次服，水煎前浸泡1~2小时。

【功效】活血止痛。

【主治】坐骨神经痛。

【来源】甘肃中医，2002（6）

∽· 乌头汤加减1 ·∽

【组成】生麻黄、制川乌、制草乌各6克，防风、羌活、独活各12克，丹参、川芎、赤芍、乳香、没药、威灵仙、川续断、木瓜各10克，红花8克，黄芪30克，甘草10克。

有外伤史者去防风、羌活、独活，加土鳖虫10克，地龙10克；年老体弱及心脏病患者去麻黄、制川乌、制草乌、乳香、没药，加桂枝12克，制附片12克，桑寄生12克，枸杞子12克，补骨脂12克，当归20克，白术15克。

【用法】每日1剂，水煎服，12剂为1个疗程。

【功效】通经活络，解毒止痛。

【主治】坐骨神经痛。

【来源】甘肃中医，2001（6）

∽· 乌头汤加减2 ·∽

【组成】川乌3克，麻黄10克，黄芪15克，白芍15克，当归9克，川芎10克，独活12克，川牛膝10克，乌梢蛇10克，蜈蚣2条，甘草6克。

加减：痛胜适当加用川乌；风胜加防风、白芷；寒胜加附子；湿胜加防己、草薢；热胜加知母、黄柏；腰膝酸痛加桑寄生、杜仲；下肢屈伸不利加钩藤、天麻。

【用法】每日1剂，水煎服，分2次服用。

【功效】益气活血通痹。

【主治】坐骨神经痛。

【来源】中国医药科学，2013（6）

身痛逐瘀汤加减1

【组成】桃仁10克，红花5克，川芎10克，秦艽10克，羌活10克，煅没药6克，当归15克，五灵脂10克，香附10克，牛膝15克，地龙10克，甘草6克，伸筋草10克，鸡血藤15克。

加减：腰腿冷痛者加制川乌3克，制草乌3克，威灵仙15克；湿重者加苍术10克，防己10克；下肢麻木明显者加豨莶草10克，路路通10克；肾虚，腰膝酸软乏力，夜尿频多者加枸杞子15克，杜仲15克，淫羊藿15克。

【用法】每日1剂，水煎2次，将药液兑匀，每次服300毫升，每日2次。

【功效】祛瘀通络，祛痹止痛。

【主治】坐骨神经痛。

【来源】甘肃中医，2001（3）

身痛逐瘀汤加减2

【组成】桃仁、红花、当归、牛膝各15克，川芎、甘草、没药、五灵脂、地龙各10克，秦艽、羌活、香附各5克。

加减：气虚血弱者减五灵脂、香附，加黄芪30~50克，熟地黄10~15克；脉数微热者减羌活，加黄柏15克；脉浮风重者加防风15克；脉紧寒重者减秦艽，加桂枝15~25克；脉缓湿重者加苍术15克；伴腰脊痛剧者加三七末3克（冲服）；便秘者加何首乌15~25克；病久肝肾两亏者减羌活、五灵脂，加狗脊、巴戟天各

15克。

【用法】水煎服，每日1剂，分早、晚2次温服。

【功效】活血祛瘀，通经止痛，祛风除湿。

【主治】坐骨神经痛。

【来源】《七十名中医临证特效方》

·身痛逐瘀汤加减3·

【组成】当归12克，川芎、桃仁、红花、羌活、独活、制没药、香附、川牛膝、秦艽、地龙、伸筋草各9克，甘草6克。

【用法】水煎服。

【功效】祛风除湿，活血化瘀。

【主治】坐骨神经痛。

【来源】《名老中医秘方验方精选》

·活血通经方·

【组成】川牛膝、当归各24克，红花15克，川芎、赤芍、木瓜、香附、枳壳各12克，炒罂粟壳、炙甘草各10克，细辛3克。

【用法】上方每日1剂，水煎2次分服，早、晚各1次。

【功效】活血通经。

【主治】坐骨神经痛。

【来源】陕西中医，2003（12）

·补肾祛寒治尪汤·

【组成】川续断10克，补骨脂10克，制附片10克，骨碎补15克，淫羊藿10克，桂枝10克，赤、白芍各10克，知母10克，独活10克，威灵仙10克，炙麻黄6克，防风10克，伸筋草30克，苍术10克，牛膝10克。

随证加减：寒湿重、肢体拘急加生薏苡仁15克，木瓜10克；痛处游走不定为风气偏盛，可加忍冬藤30克，络石藤30克；腰腿灼痛者减制附片、炙麻黄、淫羊藿，加黄柏10克，秦艽20克；有外伤病史兼瘀血者加桃仁10克，红花10克，泽兰10克。

【用法】水煎服，每日1剂，日服2次。

【功效】温肾助阳，祛风散寒通络。

【主治】坐骨神经痛。

【来源】《焦树德临床经验辑要》

～◇·　川芎茶调散合身痛逐瘀汤加减　·◇～

【组成】川芎20克，防风、荆芥、白芷、薄荷、羌活、蔓荆子、地龙各10克，桃仁、丹皮、桂枝各6克，细辛、全蝎各3克，黄芪、延胡索、三七各30克，怀牛膝、秦艽各15克，当归、香附、红花各10克，甘草、五灵脂各6克。

肝肾亏损者加杜仲、狗脊、菟丝子各30克；气血虚弱者加党参、鸡血藤各30克。

【用法】上述诸药，加水煎至400毫升，每剂分2次服用。

【功效】活血化瘀，祛风散寒。

【主治】坐骨神经痛。

【来源】陕西中医，2020（2）

～◇·　赵高超经验方　·◇～

【组成】桂枝500克，丹参300克，当归300克，杜仲200克，山茱萸200克，枸杞子300克，乳香300克，没药300克，全蝎200克，蜈蚣100克。

【用法】将所有药物进行粉碎和打磨，磨成粉后再过100目尼龙筛，并在50%乙醇溶液湿润下将其制成小丸，饭后服用，每日服3次，每次的用量在5~10克之间。

【功效】驱寒祛湿，活血止痛。

【主治】坐骨神经痛。

【来源】首都食品与医药，2018（1）

·四觔汤·

【组成】熟地黄25克，木瓜20克，牛膝、鹿角胶（用鹿茸更好）、杜仲、菟丝子、肉苁蓉各15克。

若兼烦渴、尿赤等，去鹿角胶加黄柏、知母、阿胶之类；兼关节疼痛，加五加皮25克；兼心悸，加远志、酸枣仁、柏子仁之类；气虚者，加黄芪、党参之类；血亏者，加当归、白芍之类。

【用法】水煎服。

【功效】补益肝肾。

【主治】坐骨神经痛。

【来源】广西赤脚医生，1976（4）

·乌附祛瘀通络汤·

【组成】制川乌、制附片、嫩桂枝、淡干姜各10克，北细辛3克，制马钱子0.6克，淡全蝎1克。

气虚者加黄芪12克，血虚者加当归15克，日久不愈者加土鳖虫8克。

【用法】前5味药（制川乌、制附片须先煎1小时）加水慢煎取汁，后2味药研成药末装入胶囊，分2次用药汁送服，每日1剂。

【功效】祛瘀通络。

【主治】坐骨神经痛。

【来源】农村百事通，2017（14）

～· 益气活血强肾汤 ·～

【组成】黄芪20克，当归10克，川牛膝15克，白芍20克，甘草9克，桑寄生15克，杜仲15克，全蝎4克，鸡血藤15克，秦艽10克，仙鹤草15克，豨莶草15克。

【用法】水煎服，用水400毫升浸泡后，煮至200毫升，每次100毫升，分早、晚2次服用。

【功效】益气活血，强肾健骨。

【主治】坐骨神经痛。

【来源】实用中医药杂志，2016（3）

～· 红藤煎 ·～

【组成】红藤（大血藤）100克，红糖250克。

【用法】加水煎服，每日1剂，分2次服。

【功效】益气活血。

【主治】坐骨神经痛。

【来源】农村百事通，2017（14）

～· 驱寒祛湿散 ·～

【组成】天麻150克，麻黄150克，白芷150克，赤芍150克，天南星150克。

【用法】碾末分12包，早、晚各1包冲服，如用黄酒冲服效果更佳。

【功效】益气活血，驱寒祛湿。

【主治】坐骨神经痛。

【来源】中国民间疗法，2016（3）

᪣· 祛风活血止痛汤 · ᪣

【组成】当归15克，三七粉3克（冲服），水蛭3克，川芎15克，熟地黄12克，黄精30克，黄芪30克，桃仁10克，红花10克，赤芍15克，木香12克，丹参20克，地龙10克，牛膝15克，丝瓜络12克，全蝎6克，乌梢蛇6克，制草乌3克（先煎），桂枝10克，羌活12克，独活12克，秦艽12克，威灵仙15克，甘草6克。

【用法】每日1剂，水煎早、晚温服，1周为1个疗程，连续服用4个疗程。

【功效】祛风通络，补肝益肾，活血止痛。

【主治】坐骨神经痛。

【来源】中国民间疗法，2019（24）

᪣· 独活寄生防风汤 · ᪣

【组成】独活10克，桑寄生30克，防风30克，秦艽20克，当归20克，川牛膝10克，白芍15克，茯苓20克，党参20克，制附子10克，桂枝6克。

【用法】水煎服，每日1剂。

【功效】益肝肾，补气血，祛风湿，止痹痛。

【主治】坐骨神经痛。

【来源】《卫生宣传资料7》

᪣· 伸筋通络汤 · ᪣

【组成】伸筋草20克，独活20克，防风20克，当归15克，怀牛膝20克，乌药20克，细辛3克，附子10克，五加皮25克，甘草

6克。

【用法】水煎服，每日1剂。

【功效】温经通络。

【主治】坐骨神经痛。

【来源】《卫生宣传资料7》

～· 五茶散 ·～

【组成】干姜，麻黄，炮姜，玄明粉，茶叶（红茶、绿茶、花茶均可）各10克。

【用法】将上药混合研成细末，以凉开水冲浸10分钟，于晚睡前一次服下。服后除全身出汗、失眠外，无其他不良反应。间歇3~7日再服第二剂。一般病程较短者一剂见效，必要时可服用多剂。

【功效】祛风止痛。

【主治】坐骨神经痛。

【来源】《卫生宣传资料7》

～· 芍草卿麻汤 ·～

【组成】独活10克，威灵仙10克，川牛膝10克，白芍30克，甘草15克，徐长卿10克，祖师麻10克，当归15克，生地黄20克，细辛3克，全蝎3克。

疼痛剧烈，辨证无热象者，加川乌、草乌各10克（先煎40分钟），蜂蜜20毫升；苔黄腻，属湿热下注，侵及经脉者，去生地黄，加生薏苡仁30克，防己10克。

【用法】水煎服。

【功效】止疼痛，养血脉。

【主治】坐骨神经痛。

【来源】《七十名中医临证特效方》

～·王仲举经验方·～

【组成】徐长卿15克，祖师麻10克，细辛3克。

【用法】水煎服。

【功效】祛风养血。

【主治】坐骨神经痛。

【来源】《七十名中医临证特效方》

～·三虫散·～

【组成】蕲蛇（或乌梢蛇）、蜈蚣、全蝎各10克。

【用法】焙干研成粉，等份分成8包。首日上、下午各服1包，继之每日上午服1包，7日为1疗程。每疗程间隔3~5日，一般1~2个疗程可显效至痊愈。

【功效】化瘀通络。

【主治】坐骨神经痛。

【来源】《七十名中医临证特效方》

～·薏米活血汤·～

【组成】薏苡仁60~90克，制附子（先煎）、炙甘草各10~30克，海风藤、川牛膝各10克，赤芍20~40克，党参15~30克，当归10~20克，秦艽12~18克，鸡血藤12克。

【用法】每日1剂，水煎分早、晚服。

【功效】活血化瘀止痛。

【主治】坐骨神经痛。

【来源】《七十名中医临证特效方》

·二活桃红伸筋汤·

【组成】当归12克，川芎、桃仁、红花、羌活、独活、制没药、香附、川牛膝、秦艽、地龙、伸筋草各9克，甘草6克。

兼风寒者加制川乌、桂枝各9克；兼湿热者加苍术、黄柏各9克；气虚者加黄芪30克；痛剧者加蜈蚣3条。

【用法】水煎2次分服，每日1剂。

【功效】活血化瘀止痛。

【主治】坐骨神经痛。

【来源】《七十名中医临证特效方》

·活血化瘀止痛汤·

【组成】鸡血藤、芒硝各15~20克，桂枝、柴胡、大黄各10~15克，黄芩10~12克。

若风偏盛，兼腰背疼痛，游走不定者，加防风10~15克，独活10~15克；若湿偏盛，兼肿胀沉重者，加防己10~12克，薏苡仁15~20克；若痰偏盛，兼形体肥胖，肢体麻胀者，加制天南星5~10克，白芥子10~12克；若寒偏盛，兼恶寒肢冷者，加制川乌5~10克，北细辛2~3克；若热偏盛，口苦便秘者，重用大黄15~20克，芒硝15~20克；若瘀偏盛，痛有定处，舌有瘀点者，重用鸡血藤30~60克。

【用法】将上药水煎，分2次服，每日1剂。

【功效】活血通络止痛。

【主治】坐骨神经痛。

【来源】《七十名中医临证特效方》

·೨⊙·· 补肾通络汤 ·⊙೨·

【组成】杜仲、川续断、怀牛膝、桑寄生各30克，没药、乳香、红花、桃仁、生甘草各10克，全蝎、蜈蚣各2克（共研末冲服），木瓜、威灵仙、独活、白芍各20克。

【用法】将上药水煎，分早、晚2次服，每日1剂，1周为1个疗程。

【功效】活血化瘀，补益肝肾。

【主治】坐骨神经痛。

【来源】《七十名中医临证特效方》

·೨⊙·· 益气活血除痹汤 ·⊙೨·

【组成】生黄芪50克，白芍、延胡索、木瓜、全当归、桂枝各20克，赤芍、牛膝、鸡血藤、威灵仙、路路通各15克，土鳖虫、全蝎各10克，生甘草5克。

【用法】将上药水煎，每日1剂，分早、中、晚口服，10日为1个疗程。

【功效】化瘀通络，除痹止痛。

【主治】坐骨神经痛。

【来源】《七十名中医临证特效方》

·೨⊙·· 马钱伸筋散 ·⊙೨·

【组成】制马钱子50克，制乳香、制没药、红花、桃仁、全蝎、桂枝、麻黄各20克，细辛15克。

【用法】将上药共研为细粉末，装入空心胶囊内，每粒重0.3克。用时，每服3~4粒，每日早、晚用黄酒或温开水送服。15日为1个疗程。

【功效】温阳散寒，除痹止痛。

【主治】坐骨神经痛。

【来源】《七十名中医临证特效方》

活血除痹止痛汤

【组成】当归15克，丹参24克，乳香、没药各8克，黄芪30克，牛膝15克，鸡血藤30克，白芍40克，甘草9克。

【用法】每日1剂，水煎取汁300毫升，分2次服。

【功效】活血除痹止痛。

【主治】坐骨神经痛。

【来源】《七十名中医临证特效方》

除湿止痛汤

【组成】薏苡仁90克，制附子（先煎）30克，赤芍40克，炙甘草30克，党参30克，当归20克，鸡血藤12克，秦艽18克，海风藤、川牛膝各10克。

【用法】水煎服。

【功效】除湿止痛。

【主治】坐骨神经痛。

【来源】《当代妙方》

川乌独活汤

【组成】制川乌15克，生甘草10克，黄芪20克，当归15克，独活15克，川芎10克，鸡血藤15克，秦艽15克，汉防己15克，桂枝6克，川牛膝15克，生姜4片，红枣7枚。

【用法】水煎服。

【功效】祛寒通络。

【主治】坐骨神经痛。

【来源】陕西新医药，1978（1）

·乌红酒·

【组成】炙川乌、炙草乌各20克，虎杖60克，红花10克，炙全蝎、土鳖虫各20克，川续断30克。

【用法】加高于50°白酒1升，略加温，浸泡7日，得滤液约700毫升。每次用20毫升，每日3次，餐后服。

【功效】祛风除湿，活血化瘀。

【主治】坐骨神经痛。

【来源】《当代妙方》

·薏苡附子散合芍药甘草汤·

【组成】薏苡仁90克，制附子（先煎）、炙甘草各30克，海风藤、川牛膝各10克，赤芍40克，党参30克，当归20克，秦艽18克，鸡血藤12克。

【用法】水煎服。

【功效】祛风除湿，活血化瘀。

【主治】坐骨神经痛。

【来源】《名老中医秘方验方精选》

·复方乌头酒·

【组成】川乌、草乌、金银花、川牛膝、紫草、乌梅各50克，白糖250克，白酒1000毫升。

【用法】上药合在一处，放于瓶内，将口封紧泡10日过滤候用。每次口服15毫升，每日2次，饭前服。发热期间禁服，高血压患者慎服。

【功效】通络止痛。

【主治】坐骨神经痛。

【来源】河北新医药，1978（3）

·逐痹活瘀汤·

【组成】秦艽20克，独活20克，桑寄生25克，川续断50克，狗脊30克，骨碎补30克，红花20克，桃仁20克，牛膝20克。

【用法】水煎服。

【功效】祛寒除痹。

【主治】坐骨神经痛。

【来源】辽宁中医，1979（1）

·杜仲猪腰汤·

【组成】杜仲50克，猪腰一对。

【用法】用时将猪腰从中线剖开，除去白色的肾盂、肾盏，与杜仲一同放入锅中，加冷水800毫升，煮沸后再煮半小时许，以猪腰煮熟为度。除去杜仲，乘温服食猪腰及药汤。每日1剂。

【功效】补肝肾，壮筋骨。

【主治】坐骨神经痛。

【来源】蚌埠医学院学报，1979（1）

·乳香粉·

【组成】制马钱子50克，制乳香、制没药、红花、桃仁、全蝎、桂枝、麻黄各20克，细辛15克。

【用法】研为细粉末，装胶囊重0.3克。每服4粒，每日2次。

【功效】祛风除湿，活血化瘀。

【主治】坐骨神经痛。

【来源】《名老中医秘方验方精选》

∽·安络痛·∽

【组成】安络小皮伞提取物。

【用法】口服。

【功效】祛风除湿止痛。

【主治】坐骨神经痛。

【来源】河南医药，1980（2）

∽·乳没血竭散·∽

【组成】乳香、没药、血竭、儿茶、朱砂、三七各15克，丁香、冰片、五灵脂各10克，甘草5克。

【用法】上药为末，每服3克，日服3次。

【功效】祛风除湿，活血化瘀。

【主治】坐骨神经痛。

【来源】《七十名中医临证特效方》

∽·加味补中益气汤·∽

【组成】黄芪5克，党参5克，白术15克，升麻6克，柴胡6克，陈皮6克，当归5克，葛根15克，白芍10克，杜仲15克，川牛膝15克，木瓜16克，桂枝6克，甘草3克。

【用法】水煎服。

【功效】补中益气。

【主治】坐骨神经痛。

【来源】陕西中医，1980（4）

～・ 三妙丸加味 ・～

【组成】黄柏、苍术、川牛膝、木瓜、威灵仙、桑寄生，鸡血藤、延胡索。

若热重于湿，舌红苔薄，易苍术为白术；若阴虚火旺，伴眠差、咽干，去威灵仙，加生地黄、枸杞子；腰痛加川续断、狗脊。

【用法】水煎服。

【功效】清下焦湿热。

【主治】坐骨神经痛。

【来源】浙江医学，1980（4）

～・ 当归四逆桃红饮 ・～

【组成】全当归25克，白芍25克，桂枝20克，川芎20克，细辛2克，红花10克，牛膝30克，威灵仙20克，白芷15克，龙胆20克，甘草10克，大枣10枚。

【用法】水煎服。

【功效】温经散寒，养血通脉，活血化瘀，祛风除湿。

【主治】坐骨神经痛。

【来源】河南中医学院学报，1980（4）

～・ 麻故汤 ・～

【组成】麻黄10克，补骨脂25克，川乌、草乌各5克，生姜15克，狗脊25克，乳香、没药各15克，豨莶草30克，威灵仙15克，土鳖虫15克，牛膝25克，甘草10克。

【用法】水煎服。

【功效】活血通络，温经散寒止痛。

【主治】坐骨神经痛。

【来源】吉林中医药，1981（2）

～·风湿痹痛丸·～

【组成】制马钱子30克，怀牛膝30克，桃仁30克，红花30克，细辛30克，制乳香、制没药各30克，制川乌30克，制草乌30克，桂枝30克，当归30克，丹参30克，千年健30克，钻地风30克，麻黄30克，木瓜30克，甘草30克，独活30克，海风藤30克，苍术30克，白芍30克，桑寄生30克。

【用法】上药混合粉碎过最细目筛，混匀后蜜制成丸，每丸含以上药粉4.5克。每日3次，饭后1小时左右服1~2丸，用黄酒25毫升加适量白开水送服。

【功效】祛风除湿，养血活血，温经散寒，通经止痛。

【主治】坐骨神经痛。

【来源】河北中医，1981（3）

～·搜风通络散·～

【组成】蜈蚣、全蝎、蝉蜕各20克。

【用法】共为细末，每次服1克，日服2~3次。

【功效】搜风止痛。

【主治】坐骨神经痛。

【来源】《七十名中医临证特效方》

阳和汤加减

【组成】黄芪30克，熟地黄30克，干姜6克，甘草6克，炙鳖甲18克，白芥子10克，肉桂6克，麻黄6克，土鳖虫6克，桃仁9克。

【用法】水煎服。

【功效】温补和阳，祛寒通滞。

【主治】坐骨神经痛。

【来源】安徽中医学院学报，1982（1）

温经养营汤

【组成】制川乌（先煎）、续断、当归、白芍各15克，独活、川芎、广地龙、炙甘草、川牛膝各9克，苏木、制乳香、制没药、桂枝、防己各12克，黄芪、鸡血藤各30克，生姜3片，大枣5枚。

【用法】水煎服，每日1剂。

【功效】温经养营、祛风活络。

【主治】坐骨神经痛。

【来源】山东医药，1982（5）

桂乌汤加味

【组成】桂枝12克，白芍30克，丹参30克，制川乌9克，炙甘草9克，制乳香9克，制没药9克，川牛膝9克，川木瓜9克，桃仁9克，全蝎9克。

【用法】水煎服，每日1剂。重症，开始每日2剂，症状减轻后，改每日1剂。

【功效】活血通络止痛。

【主治】坐骨神经痛。

【来源】《中医特效处方集》

·祛风逐痹汤·

【组成】全当归15克，桂枝、酒杭芍、木通、香独活、宣木瓜、干地龙、汉防己各10克，细辛、甘草各3克，川牛膝12克，全蝎5克，川续断15克，蜈蚣2条。

【用法】水煎服，每日1剂。

【功效】祛风逐痹。

【主治】坐骨神经痛。

【来源】《中医特效处方集》

·薏苡附子散合芍药甘草汤加味·

【组成】薏苡仁40~90克，制附子（先煎）10~30克，赤芍20~90克，炙甘草10~30克，党参15~30克，当归10~20克，鸡血藤12克，秦艽12~18克，海风藤10克，牛膝10克，伸筋草20~40克，千年健10~25克，桂枝6~10克。

【用法】水煎服。

【功效】祛风除湿，活血化瘀。

【主治】坐骨神经痛。

【来源】内蒙古中医药，1985（2）

·蠲痛汤·

【组成】熟地黄、鸡血藤各15~30克，川续断、川独活、威灵仙、鹿衔草、全当归、川牛膝、生甘草各10~15克，金狗脊10~30克，炒白芍15~60克。

兼风寒者，加制川乌、川桂枝各10克；湿重者，加炒苍术、川黄柏各10克，晚蚕沙15克；气虚者，加生黄芪30克；阳虚者，加制附片、肉苁蓉、淫羊藿、巴戟天各10克；刺痛明显者，加制乳香、制没药、川红花、桃仁各10克；痛剧者，加露蜂房10克，蜈蚣2条。

【用法】水煎服，每日1剂，日服2次。

【功效】补益肝肾，强筋壮骨，祛风除湿，散寒通络。

【主治】坐骨神经痛。

【来源】陕西中医，1988（10）

·～· 四虫蠲痹汤 ·～·

【组成】全蝎3~6克，蜈蚣2条，土鳖虫6克，地龙、天麻、当归、柴胡、牛膝各10克，薏苡仁45~60克，葛根30克，鹿衔草、熟地黄各15克，白芍18克。

偏寒者，患肢怕冷，遇冷痛甚，得暖痛减，加制川乌、制草乌各15~30克（先煎1小时）；瘀血者，有闪扭伤史，痛如针刺，夜间加剧，舌质暗红或有瘀斑，加乳香、没药各6克，三七2克；湿热者，见口干，舌质红、苔黄，脉弦数，加忍冬藤、土茯苓各15~30克，川黄柏10克。

【用法】水煎服，每日1剂，早、晚各服1次，6日为1疗程。

【功效】通痹止痛。

【主治】坐骨神经痛。

【来源】新中医，1990（12）

·～· 通经止痛汤 ·～·

【组成】制天南星、白芷、黄柏、川芎、红花、羌活各10克，威灵仙25克，苍术、桃仁、木防己、延胡索、独活各15克，龙胆6克，神曲、桂枝各12克。

急性发作者加川牛膝15克；慢性者加木瓜15克；痛甚者加乳香、没药各10克，白芍60克；热重者加忍冬藤35克；偏寒者加制川乌15克，减黄柏、龙胆之用量；湿重者加薏苡仁30克，通草6克；下肢麻木者加全蝎6克（研末吞服）；腰痛者加杜仲10克，续断30克；患肢屈伸不利者加木瓜15克。

【用法】水煎服，每日1剂，日服2次。

【功效】祛风除湿，活血化瘀，涤痰通络。

【主治】坐骨神经痛。

【来源】《中国中医秘方大全》

～・ 缓急阳和汤 ・～

【组成】桂枝10克，麻黄9克，木瓜、当归、牛膝、白芍、白芥子各15克，甘草8克，制川乌、制草乌各6克，何首乌、熟地黄各30克，鹿角胶12克。

畏寒甚加黄芪、炮姜；瘀血明显加乳香、没药、红花、桃仁；瘀阻经络加蜈蚣、露蜂房；肌肉萎缩去辛燥耗散之麻黄、白芥子、制川乌、制草乌，合四君子汤加怀山药、龟甲。

【用法】水煎服，每日1剂，日服2次。

【功效】补益肝肾，柔肝舒筋，温经散寒，活络止痛。

【主治】坐骨神经痛。

【来源】《中国中医秘方大全》

～・ 邱幸凡经验方 ・～

【组成】白芍30克，炙甘草10克，木瓜、怀牛膝、伸筋草各30克，蜈蚣2条，鸡血藤30克，当归10克。

疼痛剧烈，加制乳香、制没药各6克；局部发冷，遇寒痛重，加细辛3克，制附片10克，制川乌、制草乌各6克；下肢酸软无力，加杜仲15克，桑寄生30克，狗脊15克。

【用法】水煎服，每日1剂。

【功效】养血柔肝，舒筋止痛。

【主治】坐骨神经痛。

【来源】《中国当代中医名人志》

·通经行痹汤·

【组成】桂枝10克，白芍30克，炙甘草8克，生姜7克，威灵仙10克，独活8克，徐长卿20克，牛膝10克，苏木、大枣各15克。

气虚加黄芪15克；寒凝痛甚去徐长卿，加制乌头6~10克（先煎）；腰痛酌加川续断、杜仲、桑寄生；服药后偏热者加知母、黄柏各10克；如颊、项、肩胛痹痛，可去独活、牛膝，加葛根、羌活、片姜黄等；因于腰椎骨质增生继发的坐骨神经痛，应酌加鹿衔草、桑寄生、骨碎补等壮腰健肾之品。

【用法】每日1剂，水煎服，日服2~3次。5日为1疗程，可连服2~3个疗程。

【功效】散寒祛湿，调和气血，通经行痹。

【主治】坐骨神经痛。

【来源】《首批国家级名老中医效验秘方》

·升降定痛汤·

【组成】黄芪、川续断、桑寄生、怀牛膝、土鳖虫各30克，白术、升麻、桃仁、红花、广木香、独活、小茴香各10克，补骨脂、当归各12克，甘草6克。

【用法】每日1剂，水煎服。

【功效】健脾补肾，升降通络。

【主治】坐骨神经痛。

【来源】《名医效方600首》

·· 通络镇痉汤 ··

【组成】丹参30~45克，钩藤30克，血竭5克，豨莶草15克，蜈蚣2条，地龙12克，柴胡6克。

口渴、口苦、苔黄、脉数者，可加金银花30克，黄柏9克，苍术6克等；偏寒者，可加桂枝10克，附片6克等；湿重，且患肢麻木酸胀者，可加薏苡仁30克，通草6克，桑枝15克等；患肢屈伸不利者，可加九节风、续断各15克，木瓜6克等；有外伤史，证兼瘀血内阻者，加红花6克，骨碎补15克等。

【用法】水煎服，每日1剂。

【功效】祛风胜湿，通经止痛。

【主治】坐骨神经痛。

【来源】《千家妙方》

·· 通经行痹汤加味 ··

【组成】桂枝10克，白芍30克，炙甘草8克，生姜7克，大枣15克，威灵仙10克，独活8克，徐长卿20克，牛膝10克，苏木15克，制乌头10克（先煎），全蝎7克。

【用法】水煎服。

【功效】散寒通络。

【主治】坐骨神经痛。

【来源】《名医名方录》

当归四逆合大黄附子汤加减

【组成】当归10克，桂枝10克，白芍18克，细辛3克，木通3克，炙甘草3克，黑顺片18克，虎杖30克，乌药24克，藿香10克。

【用法】每日1剂，水煎服。

【功效】补益肝肾，强筋壮骨，祛风除湿，散寒通络。

【主治】坐骨神经痛。

【来源】《名医名方录》

活血强脊汤

【组成】当归9克，黄芪18克，丹参18克，泽兰叶9克，杜仲9克，乌药9克，广三七4克，木瓜9克，金毛狗脊12克，鹿角片18克，地龙9克，苏木9克。

【用法】水煎服，每日1剂。

【功效】通经活络，散寒除湿止痛。

【主治】坐骨神经痛。

【来源】《名医名方录》

蠲痹镇痛汤

【组成】制川乌10克，制草乌10克，细辛3克，牛膝15克，苍术12克，防己12克，制乳香10克，制没药10克，川芎15克，桂枝12克，甘草6克。

【用法】水煎服，每日1剂，日服2次。

【功效】散寒除湿，通痹止痛。

【主治】坐骨神经痛。

【来源】《周天寒医论集》

⌘· 皂独附姜汤 ·⌘

【组成】皂角刺30克，独活9克，附子9克，肉桂6克，姜黄15克，苍术15克，薏苡仁30克，防己9克。

【用法】水煎服，每日1剂，日服2次。

【功效】祛风除湿，散寒止痛。

【主治】坐骨神经痛。

【来源】山东中医杂志，1982（6）

⌘· 舒筋活络饮 ·⌘

【组成】独活15克，威灵仙12克，千年健10克，杜仲12克，牛膝15克，续断12克，木瓜10克，鸡血藤30克，红花9克，当归12克，川芎9克，地龙10克。

【用法】水煎服，每日1剂，日服2次。

【功效】舒筋活络，行血止痛。

【主治】坐骨神经痛。

【来源】黑龙江中医药，1985（1）

⌘· 驱痹汤 ·⌘

【组成】细辛3克，制草乌6~12克，制川乌6~12克，麻黄15克，牛膝20克，木瓜20克，乳香10克。

【用法】水煎服，每日1剂，日服2次，制川、草乌的药量先从小量开始，逐渐增量。

【功效】通阳开痹，祛湿逐寒。

【主治】坐骨神经痛。

【来源】吉林中医药，1986（5）

～· 通经止痛汤 ·～

【组成】制天南星10克，白芷10克，黄柏10克，川芎10克，红花10克，羌活10克，威灵仙25克，苍术15克，桃仁15克，防己15克，延胡索15克，独活15克，龙胆6克，神曲12克，桂枝12克。

【用法】水煎服，每日1剂，日服2次，3日为1疗程。

【功效】祛风除湿，活血化瘀，涤痰通络。

【主治】坐骨神经痛。

【来源】《临证医案医方》

～· 蛇蝎汤 ·～

【组成】乌梢蛇10克，炒地龙10克，僵蚕10克，桂枝10克，川芎10克，甘草10克，全蝎6克，制川乌6克，制草乌6克，蜈蚣4克。

【用法】制川、草乌先煎半小时以减少毒性，后入他药，取药液300毫升，每日1剂。

【功效】祛风散寒，活血通络。

【主治】坐骨神经痛。

【来源】四川中医，1990（9）

～· 薏苡附子散合芍药甘草汤加味 ·～

【组成】薏苡仁70克，制附子25克（先煎），炙甘草30克，赤芍20克，黄芪30克，党参20克，当归15克，卷柏12克，木通10克，秦艽18克，海风藤10克，鸡血藤12克，乳香10克，没药10克，牛膝10克。

【用法】水煎服，每日1剂，日服2次。

【功效】温阳益气，散寒祛湿，和血通络。

【主治】坐骨神经痛。

【来源】中医杂志，1982（7）

❧ · 坐骨神经Ⅰ号方加味 · ❧

【组成】川牛膝60~120克，黄柏9~12克，生薏苡仁30~40克，川芎10~12克，木瓜12~18克，细辛3克，苍术10~15克，独活10~15克，土鳖虫10~15克，桑寄生30克，淫羊藿30克，鸡血藤30克，伸筋草30克，赤芍15克，白芍15克，生地黄15克，熟地黄15克。

【用法】水煎服，每日1剂，日服2次。

【功效】散寒祛湿，舒筋活络。

【主治】坐骨神经痛。

【来源】新中医，1990（3）

❧ · 坐骨丸 · ❧

【组成】党参60克，当归60克，木瓜60克，延胡索60克，甘草60克，续断90克，全蝎30克，积雪草30克，甘松30克，蜈蚣20条，蜂房2只。

【用法】研末炼蜜为丸，每服6克，日服3次。

【功效】益气活血，舒筋止痛。

【主治】坐骨神经痛。

【来源】《章次公医术经验集》

❧ · 五藤芃仙汤 · ❧

【组成】忍冬藤45克，红藤、鸡血藤各30克，海风藤、络石藤、秦艽、威灵仙各15克。

【用法】水煎服，每日1剂，日服2次。

【功效】祛风除湿，通络止痛。

【主治】坐骨神经痛。

【来源】陕西中医，2010，31（12）

独活寄生汤加减

【组成】独活15克，桑寄生15克，秦艽15克，防风12克，当归15克，牛膝15克，杜仲12克，白芍30克，威灵仙30克，鸡血藤30克，桂枝10克，细辛3克，甘草10克，乳香9克。

【用法】每日1剂，水煎服。

【功效】益气活血，舒筋止痛。

【主治】坐骨神经痛。

【来源】中医杂志，2012，53（24）

经验方1

【组成】虎杖、老鹳草、牛膝各15克。

【用法】水煎服，每日1剂，分2次温服。

【功效】祛风湿，止痛痹。

【主治】坐骨神经痛。

【来源】《家庭健康枕边书》

经验方2

【组成】赤芍、白芍、木瓜、鸡血藤各15克，川续断、伸筋草、制川乌各12克，桂枝、炙甘草、制乳香、延胡索、牛膝、千年健各9克。

【用法】水煎服，每日1剂，分2次温服。

【功效】补肝益肾。

【主治】坐骨神经痛。

【来源】《家庭健康枕边书》

～・ 经验方3 ・～

【组成】苍术9克，黄柏9克，牛膝15克，木瓜9克，当归9克，熟地黄9克，附片9克，桂枝9克，路路通12克，千年健12克，五加皮9克，海桐皮9克。

【用法】水煎服，每日1剂，连服10~20日。

【功效】祛风通络。

【主治】坐骨神经痛。

【来源】《常见疾病的家庭护理》

～・ 经验方4 ・～

【组成】独活9克，熟地黄12克，茯苓9克，桑寄生9克，白芍12克，炒杜仲9克，秦艽9克，当归9克，牛膝9克，防风9克，川芎6克，党参9克，细辛3克，桂枝6克，生甘草3克。

【用法】水煎服，每日1剂。

【功效】温经化湿散寒。

【主治】坐骨神经痛。

【来源】《神经痛》

～・ 经验方5 ・～

【组成】生地黄12克，黄芩6克，赤芍9克，丹参9克，忍冬藤16克，牛膝9克，延胡索9克，当归12克，片姜黄9克。

【用法】水煎服，每日1剂。

【功效】祛风清热。

【主治】坐骨神经痛。

【来源】《神经痛》

～·经验方6·～

【组成】制川乌30克（先煎2小时），黄芪、白芍各15克，麻黄、红花各6克，桂枝、当归、炙甘草、川芎、川牛膝各10克，蜈蚣2条。

【用法】水煎服。

【功效】祛风除湿，活血化瘀。

【主治】坐骨神经痛。

【来源】《当代妙方》

～·经验方7·～

【组成】牛膝120克，黄柏12克，薏苡仁40克，川芎20克，木瓜20克，细辛3克，苍术、土鳖虫各15克，桑寄生、淫羊藿、鸡血藤、伸筋草各30克。

【用法】水煎服。

【功效】祛风除湿，活血化瘀。

【主治】坐骨神经痛。

【来源】《当代妙方》

～·经验方8·～

【组成】全当归30克，土鳖虫15克，威灵仙24克，宣木瓜15克，北细辛15克，补骨脂15克，冬虫夏草15克，杜仲15克，制川乌15克，天台乌药15克，制草乌15克，三七21克，大血藤30克，莪术15克，川红花15克，海马9克，三棱15克，麝香0.1克。

【用法】以上各药（麝香除外）共研成末，麝香服时另加，每日3次，每次一小调羹，以酒为引。服药期间禁食鱼类。

【功效】益气活血，舒筋止痛。

【主治】坐骨神经痛。

【来源】老友，2005（5）

第二节 外用方

·江华鸣经验方·

【组成】制川、草乌各20克，麻黄20克，桂枝30克，威灵仙30克，怀牛膝30克，细辛20克，川芎30克，透骨草30克，独活30克，桑寄生30克，路路通30克，地龙20克，防风20克。

【用法】把上药剪碎和匀，均分成3~4份，每份装入一只20厘米×15厘米左右的白布口袋内，缝好袋口。先把这些药袋没在冷水内浸泡5~6分钟，然后取出，一起放入蒸锅内蒸30~40分钟。取出蒸好后的药袋，稍冷后，在贴近患处的这面药袋上涂些高浓度白酒或75%乙醇（每次约100毫升），分次把药包熨在患侧的肾俞、白环俞，环跳、承扶、殷门、委中、阳陵泉或最疼痛点处（酌情选择几穴），药包的热度以患者能忍受为度，并加棉被或毛毯等保温，保持温度不致下降过快，一般每穴热熨15~20分钟。每日2次，7日为1疗程。

【功效】温经祛寒，除湿止痛。

【主治】坐骨神经痛。

【来源】中医外治杂志，2000，9（1）

·中药热敷方1·

【组成】细辛、草乌、川芎各20克，桃仁、乳香、红花、桂枝、干姜、艾叶、防风、荆芥、续断、威灵仙各50克。

【用法】将上述药物装入布袋，以水煎煮半小时，加入黄酒100毫升，再煮10分钟，取出药袋。将多余药汁挤出，并放置于患者腰部，每日1次，每次15分钟，注意避风。

【功效】活血化瘀，理气除湿，散寒止痛。

【主治】坐骨神经痛。

【来源】河南医学研究，2016，25（10）

中药热敷方2

【组成】伸筋草、透骨草、红花、威灵仙、木瓜、川花椒、五加皮、川乌、草乌等。

【用法】以一定比例配用，装入布袋，在水煮容器中将布袋煮沸30分钟后，加入100毫升醋、100毫升黄酒，再煮10分钟，随后捞出挤去多余水分，再将药袋趁热敷在患者腰部，以$L_3 \sim S_3$部位为佳，注意药物温度，以防烫伤患者皮肤，可在腰部提前放条毛巾。如此反复3次，则结束当日热敷，热敷药物每剂可连用2~3日。

【功效】温经散寒，祛风除湿。

【主治】坐骨神经痛。

【来源】甘肃中医，2006（11）

麦麸热敷散

【组成】麦麸粉1000克，食盐500克，花椒100克，食醋50克，黄酒50克。

【用法】先将研碎之花椒与麦麸粉、食盐置铁锅内炒黄，再加入食醋炒至焦黄，加入黄酒，即装入布袋内。趁热（约60℃）外敷患肢。应持续敷数小时，凉后再加酒炒热，每日1次。

【功效】活血化瘀。

【主治】坐骨神经痛。

【来源】《名医效方600首》

·∾ 中药塌渍方 ∾·

【组成】桂枝、细辛、秦艽、羌活、独活、牛膝、当归、红花、川芎、乳香、没药各15克。

【用法】以上诸药加50%，乙醇2000毫升，浸泡2周后过滤，去药渣存汁。使用时调制均匀置于纱布上，制成约15厘米×7厘米大小，置于臀中肌髂骨附着处外敷，以特定电磁波治疗器投射加热，每次20分钟，每日1次，10次为1个疗程。治疗完毕，擦干局部皮肤，注意保暖。

【功效】活血化瘀，理气止痛。

【主治】坐骨神经痛。

【来源】中医临床研究，2018（6）

·∾ 豨莶炮姜散 ∾·

【组成】豨莶草、炮姜各60克，附子、川乌、草乌、肉桂、天南星30克，乳香、没药、细辛各15克。

【用法】上药共为细末，每次取30克醋调成糊敷患处，日换1次。

【功效】补益肝肾，强筋壮骨，祛风除湿，散寒通络。

【主治】坐骨神经痛。

【来源】《名医效方600首》

·∾ 散寒通络贴 ∾·

【组成】生川乌、生草乌、麻黄、肉桂、吴茱萸各等份为末。

【用法】加白酒适量调合成面团状（每剂参考用量约30~40克，建议在中医师的指导下视病情制定剂量）装入缝好的布袋中，敷于腰部，左、右殷门穴各1贴，用橡皮膏固定。1贴用7日，连用3贴，每贴中间相隔3日。

【功效】祛风除湿，散寒通络。

【主治】坐骨神经痛。

【来源】《名医效方600首》

·ﾟ 马钱通络贴 ·ﾟ

【组成】干姜20克，乳香20克，没药20克，马钱子20克，生川乌20克，生草乌20克，麻黄20克，肉桂20克，吴茱萸20克，白芷20克，延胡索20克，当归20克。

【用法】上药粉碎成细末，用黄米酒适量调合成面团状（每剂用量约40克）装入缝好的布袋中，敷于腰部，左、右殷门穴各1贴，用橡皮膏固定。1贴用5日，连用3贴，每贴中间相隔3日。

【功效】温经通络，行气止痛。

【主治】坐骨神经痛。

【来源】《名医效方600首》